DAS TRIPAS CORAÇÃO

Título original:
Das Tripas Coração.
Saúde, higiene e medicina no tempo dos Descobrimentos.

Autor:
Sérgio Luís de Carvalho

Revisão:
Joana Baudouin

Capa: Susana Villar
Imagem de capa: © history_docu_photo / Alamy Stock Photo/Fotobanco.pt

Depósito Legal n.° ???????

ISBN: 978-989-9124-76-9

Paginação: Aresta Criativa – Artes Gráficas

Impressão e acabamento:
??????
para
Minotauro
março de 2023

MINOTAURO, uma chancela de Edições Almedina, S.A.
Avenida Emídio Navarro, 81, 3D
3000-151 Coimbra - Portugal
e-mail: editoras@grupoalmedina.net

DAS TRIPAS CORAÇÃO

Saúde, Higiene e Medicina no Tempo dos Descobrimentos

SÉRGIO LUÍS DE CARVALHO

MINOTAURO

Quem não sabe não duvida.

Garcia de Orta, botânico e médico português, século XVI

Índice

Introdução

Este livro tem por objetivo estudar a saúde, a higiene e o estado da medicina em Portugal durante a Expansão, ou seja, entre os séculos XV e XVII. Mais concretamente, foi nosso intuito observar e descrever tudo aquilo que se relaciona com as questões médico-sanitárias no nosso país e no Império marítimo português, nas centúrias que medeiam entre o dealbar da nossa Expansão marítima e a decadência do Império. Assim sendo, são objeto deste livro:

- O estado geral da saúde, onde se incluem os dados referentes à alimentação, habitação, higiene;
- As doenças e os estados de risco sanitário que, não sendo enfermidade em si, apresentavam riscos sérios (como a gravidez e o parto);
- Os vários tipos de instituições de assistência aos doentes e aos desvalidos, sua evolução e características;
- A medicina do tempo, os seus conhecimentos, os seus problemas e fraquezas, as carências, a evolução e as terapias usadas;
- Os profissionais do setor médico (seu estatuto, formação, prática e saberes) bem como os praticantes «menores» de artes médicas, tal como eram então considerados;

- A medicina e os praticantes a bordo dos navios da Expansão portuguesa, bem como as condições de higiene, salubridade e alimentação;
- A assistência e a medicina levada pelos Portugueses às possessões ultramarinas;
- Os contributos dos Portugueses para a evolução da medicina e da assistência pelo mundo fora;
- Os contributos recebidos pela ciência médica portuguesa (e ciências afins) das descobertas de outras culturas e civilizações.

Assim sendo, este estudo está dividido em três capítulos:

1. O primeiro refere-se ao estado de saúde da população, seus hábitos de higiene e principais doenças que avassalaram estes três séculos, bem como os centros hospitalares e núcleos assistenciais;
2. O segundo analisa o estado da medicina e a formação e prática dos profissionais do ramo;
3. O terceiro explora a medicina e a assistência no Império Português, bem como os contributos dados e recebidos.

Claro que o facto de nos debruçarmos sobre estes três séculos não exclui que possamos ir mais para trás ou um pouco mais adiante. Por vezes, é necessária essa deriva temporal para compreendermos a origem de algumas coisas, ou para podermos observar melhor fenómenos que, embora ligeiramente posteriores, replicam o que antes sucedia. Outrossim, apesar de se tratar de um livro que fala sobre a realidade nacional, não excluiu, aqui e ali, um voo por outras paragens, isto é, outros reinos e outras nações. Na verdade, o que se passava em Castela ou na França, na Itália ou em Inglaterra era similar, em muitos campos, ao que por cá ocorria. Por isso, se nos falecem dados sobre um certo aspeto para Portugal, podemos espreitar o que lá fora sucedia, pois não seria substancialmente diferente.

À laia de conclusão, temos um derradeiro capítulo que faz o balanço do que foi o impacte português para o avanço da medicina e da ciência neste período. Mais do que isso, esse mesmo capítulo procura discernir as causas da quebra e do consequente atraso da ciência portuguesa em geral e da medicina em particular, depois de um tão importante contributo dado pelos Portugueses — seus navegantes, exploradores e cientistas — até meados do século XVI. Esta é, no fundo, uma história de sucesso inicial e de estagnação posterior. No fundo, é também uma história de desperdício, um desperdício tão cronicamente nacional...

Note-se que este é um livro de divulgação. Como tal destina-se a um público bem mais vasto que o académico. Assim sendo, está desprovido de algumas das características inerentes a um livro académico: não tem notas de rodapé, finais ou de fim de capítulo, os textos das fontes históricas estão numa linguagem atualizada e o tom é um pouco mais informal e coloquial. Todavia, em momento algum se abdicou do rigor, estando as informações aqui constantes sustentadas na bibliografia final e nos dados da nossa própria investigação. De um modo geral, tentei incluir livros acessíveis em qualquer livraria ou em qualquer boa biblioteca, bem como estudos disponíveis online.

Que nos seja permitido, a este respeito, recomendar essa bibliografia final aos leitores mais interessados que queiram aprofundar este tema, a bem dizer aqui apenas aflorado. A nossa História, o nosso Património, a nossa Cultura, os nossos historiadores e a nossa inteligência merecem esse interesse... E já agora, os nossos profissionais da medicina também o merecem, sobretudo após estes derradeiros anos tão difíceis. A elas/ /eles, a minha homenagem.

1

Viver e sobreviver

1.1 O ESTADO GERAL DA SAÚDE (ESPERANÇA DE VIDA, HIGIENE E ALIMENTAÇÃO)

Para começar, convém descortinar o estado geral sanitário da população. Qual a esperança média de vida entre os séculos XV e XVII? Quais as taxas de mortalidade e de natalidade? Que fatores influenciavam essa natalidade e essa mortalidade?

Convém que se diga que não há estatísticas, nem as fontes daqueles tempos nos dão informações diretas. Aqui e ali temos fogachos de informação; aqui e ali surgem algumas biografias ou algumas hagiografias que nos revelam alguma coisa; aqui e ali, uns poucos «inquéritos» oficiais — se assim lhes podemos chamar — lançam umas luzes baças e trémulas; aqui e ali, alguns registos (como os paroquiais, que se incrementam após o Concílio de Trento, na segunda metade do século XVI) projetam umas imagens desfocadas. Mas as coisas são como são, isto é o que há, e é com isso que os historiadores devem lidar sem queixumes...

Ora os dados que temos são espantosos, e não no bom sentido. Assim, a taxa de mortalidade era alta, rondando os 40 % (hoje é de 12 %), tal como alta era a taxa de natalidade, cuja percentagem seria similar à de mortalidade (hoje, a taxa de natalidade é de 8,8 %). Deste modo, a taxa de substituição demográfica rondava a unidade — um falecido, um nascido —, o que quer dizer que qualquer inesperado problema económico, social ou até político (uma epidemia, uma guerra, uma crise dinástica, um ano de má colheita) podia perturbar toda a estrutura demográfica e provocar uma regressão populacional.

Mas há mais, e mais dramático. Metade das crianças não chegava ao fim da adolescência, sendo assim altíssima a mortalidade infantil. A memória desse verdadeiro morticínio infantil permaneceu no subconsciente das gentes, de tal maneira que, ainda não há muitas décadas, era costume dizer-se das criancinhas uma frase tão esclarecedora como tenebrosa: «Isso morre muito.»

E não, não era uma metáfora; as crianças tinham uma taxa de mortalidade que ultrapassava mesmo a geral (já de si, enorme). Por outras palavras, se um casal tivesse cinco filhos, podia esperar que, em média, dois a três perecessem antes de concluir a adolescência. Ao contrário dos idosos, que se finavam sobretudo no fim do inverno, as crianças pereciam mais pelo fim do verão, fruto de febres malsãs e do consumo de águas inquinadas...

Aliás, o parto era um momento particularmente árduo, como adiante se verá, pois fácil é supor que qualquer contratempo podia simplesmente degenerar na morte da mãe, do bebé ou de ambos. Alguns estudos referem que, em média, uma em cada cinco parturientes morria no parto, o que nos dá uma ideia do terror em que muitas delas viveriam esse momento, sobretudo aquelas mulheres mais novinhas que engravidavam logo após a entrada no período fértil, ou aquelas, menos novas, cujo corpo estava já cansado por muitas gestações. De parto morriam camponesas e rainhas — como a primeira mulher de D. Manuel I, Isabel de Aragão (*por via de à força de sangue que lhe soltara sem lho poderem estancar*), ou Margarida da Áustria, rainha de Filipe II de Portugal. De parto morriam burguesas e fidalgas, novas e maduras, fortes e débeis. Correndo as biografias de rainhas e princesas europeias durante estes séculos, não podemos deixar de ficar boquiabertos com a trágica extensão do rol. Não houve reino, ducado ou principado em que jovens rainhas, princesas ou grã-duquesas não morressem em grande número durante a gravidez ou, mais frequentemente, ao parir. Só no século XVII, faleceram em escadinha quatro imperatrizes do Sacro-Império Romano-Germânico: Maria Ana de Espanha (1631), Maria Leopoldina de Áustria (1648), Maria Antónia de Áustria (1649) e Margarida Teresa de Áustria (1673). Um outro caso curioso (e trágico) é o das rainhas/princesas da Hungria e Boémia. A rainha húngara Ana de Foix-Candale morreu em 1506 ao dar à luz a princesa Ana da Boémia, que morreu em 1547 ao dar à luz Joana de Áustria, que, por seu turno, morreu em 1578 por motivos similares. Joana tivera oito filhos: só dois chegaram a adultos. Mas estamo-nos a dispersar. A verdade é que casos como estes são legião, até entre nós, como veremos. Retomemos o fio à meada.

A esperança média de vida refletia necessariamente estes indicadores. À nascença, essa esperança era muito baixa. Para quem superava a mocidade, a coisa melhorava, já que tendo o organismo aguentado os primeiros embates, tinha, entretanto, adquirido algumas resistências. Mas, ainda assim, raros eram aqueles que passavam a fasquia dos 60 anos. Diga-se, por ser curioso, que a ideia, tantas vezes generalizada, segundo a qual a Idade Média e a Idade Moderna eram épocas de gente idosa, cujas longas barbas brancas e honradas cãs transmitiam a serena dignidade dos anciãos, é um dos mitos históricos mais tolos que subsiste. Estes tempos eram de gente moça. Tempos em que se assumiam responsabilidades com uma idade que faria corar de constrangimento os jovens que hoje vivem na casa paterna até aos trintas e que aderem a programas de apoio que apelidam de «jovem» qualquer pessoa até aos 35.

Sim, esta gente casava cedo, amiúde com 14 ou 15 anos, começando logo a ter filhos. Rainhas houve que casaram com 12 e 13 aninhos, como Joana de Castela (esposa de D. Afonso V) ou Leonor (rainha de D. João II). Podemo-nos, com pertinência, perguntar se já seriam menstruadas... Tendo em conta que os estudos médicos apontam para o facto de que as mulheres têm a menarca mais cedo na atualidade, é crível que muitas destas infantas, tornadas rainhas ou princesas precocemente, não fossem ainda «mulherzinhas», para usar uma mimosa expressão coeva... Aliás, sabemos que isso sucedeu com infantas até de épocas posteriores, tendo o régio/principesco casal de adiar a consumação do matrimónio até data «aconselhável». Em 1729, a princesa D. Mariana Vitória — casada com o futuro rei D. José — teve de esperar dois anos até poder consumar o casamento com o seu príncipe. Por essa altura, escreveria D. Mariana à sua mãe estas palavras, tão ternas como ingénuas:

> O meu querido príncipe [D. José] diz que vem dormir aqui no dia 23 de janeiro, mesmo que os seus pais não queiram. [...] O rei [D. João V] quer, mas a rainha [D. Maria Ana de Áustria] diz sempre que não, que eu ainda não sou mulher e que na Alemanha faz muito mal...

Por esta altura a princesa rondava os 14 anos e, como se vê, ainda não tivera a sua primeira menstruação. Mais tarde, também o príncipe João (futuro D. João VI) e a princesa Carlota Joaquina tiveram de esperar que ela chegasse aos 13/14 anos para consumarem o seu casamento. Foi isso já em 1820...

Ora com a primeira menstruação a surgir — tanto quanto se sabe — um bocadito mais tarde que hoje, com uma baixa esperança média de vida e com as frequentes mortes por parto, podemos constatar que os anos férteis da mulher não eram muitos. Em todo o caso, eram preenchidos com múltiplas gravidezes e com curtos intervalos intergenésicos. Tudo isto potenciava os riscos decorrentes das várias gravidezes e dos subsequentes partos. No século XVIII, a rainha de França, Maria Leszczyńska, esposa de Luís XV, teve este desabafo ao falar de si mesma:

> *Toujours coucher, toujours grosse, toujours accoucher.*
> (Sempre na cama, sempre grávida, sempre a parir.)

Quantas mulheres não se reviam nestas palavras?

Enfim, voltando atrás, era uma época de gente jovem, deveras. E para se ter uma ideia de como os mitos não resistem (ou não deviam resistir) ao confronto com os factos, aqui vão alguns exemplos...

Como falamos de Descobrimentos, refiramos alguns dos nossos navegadores. Comecemos por Vasco da Gama, sempre retratado com longas barbas brancas, mas que tinha 28 anos quando partiu de Lisboa rumo à Índia. Na sua frota ia também o seu irmão Paulo, que era mais velhote, pois já tinha 32 anos. Pelos vistos, a juventude de Vasco da Gama não inibiu o rei de lhe dar a primazia, o que era natural numa época de gente nova (o próprio rei D. Manuel tinha, à época, a mesma idade do navegador). Mais maduro era Pedro Álvares Cabral, que em 1500, quando a sua frota avistou terras de Vera Cruz, tinha já uns respeitáveis 33 anos. Mais entrado na idade era o almirante que realizou a primeira viagem de circum-navegação da Terra, o português Fernão de Magalhães, que em 1519 — o ano da viagem — tinha 39 anos. Entretanto, Bartolomeu Perestrelo tinha 29 anos quando descobriu a Madeira, ao passo que os seus dois companheiros de aventura andavam perto: João Gonçalves Zarco também tinha 29, e Tristão Vaz Teixeira tinha 24. Quanto a Bartolomeu Dias, tinha já 38 anos quando passou o cabo da Boa Esperança. Em resumo, ninguém deste rol chegara a quarentão no momento que os imortalizou...

O que se diz dos navegantes, diz-se dos governantes. Na batalha de Aljubarrota (1385), que está na génese da afirmação da Dinastia de Avis e, por isso, na raiz da futura expansão, os principais intervenientes eram bem moços, seguindo os nossos padrões. O Mestre de Aviz e futuro rei de Portugal — D. João I — tinha 28 anos, o rei invasor João de Castela tinha 27 e o Condestável do exército português, o famoso Nuno Álvares Pereira, tinha 25 anos. Ainda nessa batalha, temos de referir a ala direita do quadrado português, conhecida por Ala dos Namorados. O epíteto vinha, segundo Fernão Lopes, do facto de essa ala ser constituída por mancebos muito novos, ainda solteiros («namorados»). Sabendo como a idade de casamento era precoce, segundo os nossos padrões, resta-nos perguntar qual seria a idade média desse flanco do nosso exército. O mais certo era serem adolescentes, da idade daqueles moços que enchem as nossas escolas secundárias (e não necessariamente no fim do 12.º ano). E temos ainda o caso trágico da rainha D. Filipa de Lencastre que faleceu de peste, em 1415, e que no seu leito de morte afirmou para o marido, o rei D. João I, que então estava em vésperas de embarcar, com os infantes Duarte, Pedro e Henrique, para a conquista de Ceuta:

> Senhor, vós podeis partir, e eu partirei depois de acabar as minhas rezas, pois uma mulher tão velha como eu não deve ter medo da peste.

O que nos levou a transcrever esta fala da rainha foi o facto de esta mulher, assumidamente *tão velha*, ter então 50 e poucos anos.

Por essa altura, era aos 16 anos que os príncipes alcançavam a maioridade e podiam começar a reinar. Se subiam ao trono antes, eram nominalmente reis, mas o governo ficava entregue a um regente até o príncipe/ /rei alcançar aquela idade. Dos vinte reis das três primeiras dinastias portuguesas (de Afonso Henriques a Filipe III), oito subiram ao trono com menos de 20 anos, sete com idade entre os 21 e os 30 anos, três com idade entre os 31 e os 40 anos, um com idade entre os 40 e os 51 anos (D. Duarte tinha 42 anos) e, por fim, um recebeu a coroa já com 66 anos. Foi este o cardeal D. Henrique, que só subiu ao trono depois de terem perecido cerca de uma dúzia de parentes seus que tinham precedência na sucessão e que, com a morte prematura do sobrinho D. Sebastião, aos 24, se viu, subitamente, herdeiro da coroa. Deste modo, a idade média de subida ao trono dos monarcas portugueses foi de 22,1 anos. Se só incluirmos os oito reis da segunda dinastia (a de Avis, que corresponde ao tempo áureo da nossa expansão), essa idade média de subida ao trono sobe para os 26,5; mas, se retirarmos o «extemporâneo» D. Henrique, desce para os 20,8.

Só por mera curiosidade podemos dizer que os onze monarcas ainda reinantes na Europa de hoje (incluímos Andorra, que é um coprincipado) subiram ao trono com uma idade média rondando os 42 anos.

Para se ter uma ideia mais precisa de alguns dados demográficos e de saúde desta gente, vejamos outros números significativos. Para tal, arrolámos 97 pessoas da casa real portuguesa dos séculos XV, XVI e XVII, onde se incluem os dados referentes aos reis da segunda dinastia (de Avis) e da terceira dinastia (Filipina). Assim, temos 97 reis, rainhas, príncipes e princesas. Escolhemo-los por ser possível saber os seus anos de nascimento e de morte, o número de filhos e por aí fora. Para o povo, tal não é possível. Dir-se-á que estamos a escolher pessoas que são pouco representativas da população, por estarem mais bem alimentadas e cuidadas. É verdade. Porém, a (in)eficácia dos médicos que as rodeavam era a mesma tanto para eles como para o povo, a fragilidade da medicina era igual, os acidentes físicos, o parto, as pestes ou a gravidez punham os mesmos problemas em todos os escalões sociais. Vejamos o que nos dizem os dados desta gente...

De um total de 97 indivíduos, apenas quatro passaram os 70 anos. Outros nove faleceram entre os 61 e os 70 anos, ao passo que oito faleceram entre os 51 e os 60. Ou seja, entre 97 personalidades gradas da segunda e da terceira dinastia portuguesa, apenas 21 chegaram a cinquentões, e apenas uma mão-cheia estaria em condições de se reformar se vivesse hoje — com mais ou menos descontos, é certo —, pois pereceram sexagenários...

Este dado é avassalador. No topo das sociedades quatrocentista, quinhentista e seiscentista, num grupo bem nutrido, bem «mantido» e razoavelmente protegido, apenas 21 indivíduos, entre 97, passam os 50 anos e apenas 13 passam os 60.

Mas o extremo oposto desta lista (ou seja, os mais novinhos) também nos revela alguma coisa, já que 41 indivíduos (recorde-se, entre 97) não chegam aos 20 anos. Mais marcante ainda é que desses 41 indivíduos que falecem antes dos 20, nada mais nada menos do que 39 (quase todos) não passam os 10 anos de idade. Isto vem relembrar-nos que a primeira infância é também a primeira grande barreira da vida desta gente. Dito de outra forma, o número de pessoas que morre antes dos 10 anos é substancialmente superior ao número de pessoas que chega aos 50 anos (quase o dobro).

Será lícito supor que, com o avançar do tempo, estes dados se amenizam? Afinal, a medicina e as práticas sanitárias e higiénicas poderiam ir melhorando... Não. Se virmos os septuagenários deste rol, constatamos que metade viveu no século XV ou até antes (D. João I e a sua filha Isabel de Borgonha), ao passo que os outros dois viveram no século XVI (D. Catarina, esposa de D. João III e filha de Filipe I). E se há casais reais que se podem queixar de má sina relativamente aos seus filhos, até foram casais que viveram nos séculos XVI e XVII. Assim, D. João III (1502–1557) e D. Catarina (1507–1578) tiveram nove filhos, mas apenas um viveu até aos 23 anos; sete morreram antes de completarem a primeira década de vida e um outro morreu com 17. Ou seja, nenhum lhes sobreviveu. Por seu turno, Filipe II de Portugal (1578–1621) e suas duas rainhas — Isabel e Maria — tiveram no total 13 filhos. Nove morreram antes dos 3 anos. Os três mais resistentes morreram aos 22, aos 39 e aos 45.

Dito isto, a esperança média de vida à nascença destes 97 reis, rainhas e príncipes/princesas ronda os 26 anos. Claro que este número está fortemente puxado para baixo por causa dos tais 41 indivíduos que morreram na infância ou na adolescência. Passada a barreira dos 20 anos, 56 indivíduos vão «por aí fora», se assim se pode dizer.

Se, por curiosidade, espreitarmos a esperança média de vida dos reis de Inglaterra e de França nestas eras, temos que no caso inglês há uma esperança média de 42 anos (19 monarcas entre os séculos XV e XVII) e no caso francês de 43 anos (15 reis em iguais condições). Note-se que, nestas duas monarquias, apenas observámos os monarcas e não as respetivas rainhas e filhos, muitos dos quais pereciam crianças. Se o fizéssemos, como no caso português, esta esperança média desceria. Já agora, e para satisfazer eventuais curiosidades, diga-se que, no mesmo período, teve Portugal 14 monarcas (entre D. João I e D. Pedro II) falecidos com uma idade média de 52 anos. Em longevidade, os nossos reis da época dos Descobrimentos pedem meças aos estrangeiros...

Porque era assim a demografia e porque eram tão fracos estes dados sanitários? Basicamente, há duas causas.

A primeira é evidente, e tem que ver com a debilidade da medicina daquele tempo. Como veremos adiante, a fragilidade da vida humana vinha ao de cima perante a fraqueza dos conhecimentos médicos e científicos. Somos tentados a dizer, salvaguardando sempre o empenho e o pundonor dos profissionais, que os médicos do tempo eram irrelevantes, e mesmo contraproducentes. Mas disso falaremos adiante e com mais cópia de detalhe. A isto juntava-se uma alimentação deficiente, monótona e com falhas a vários níveis, bem como uma medíocre higiene pessoal e social, fruto de carências estruturais. Enfim, uma combinação fatal.

A outra causa prende-se com a própria economia do tempo. Até ao advento da Revolução Industrial — já no século XVIII e sobretudo no século XIX —, a economia pré-industrial típica do Antigo Regime estava sujeita a fatores que ninguém controlava nem influenciava, como o estado do tempo... Por outras palavras, estamos perante um tipo de economia basicamente agrária, apesar do incremento comercial, manufatureiro e urbano que já vem do século XI e que os Descobrimentos acentuaram. Assim sendo, eram frequentes as crises económicas (que amiúde redundavam em crises globais), com as implicações que tal acarretava na saúde das gentes e na demografia. Observemos, de forma simplificada, aquilo que os historiadores apelidam de «crise tipo de uma economia pré-industrial», que se caracteriza, basicamente, por ser uma crise frumentária.

Tudo começa com um mau ano agrícola, decorrente de um mau ano climático (de seca, por exemplo). As más colheitas levam à falta de géneros agrícolas — a base da alimentação —, logo, ao aumento dos preços. O espectro da fome ameaça a grande maioria da população, caminho aberto para as doenças decorrentes do enfraquecimento dos organismos. O risco de peste e de outras maleitas aumenta, tanto mais que um ano (ou anos consecutivos) de seca também pode diminuir a quantidade de água potável disponível. Esta sociedade, já de si tão frágil, dificilmente aguenta o embate desta crise. As fomes, a miséria, as doenças recorrentes conduzem ao desespero, alimento de revoltas e até guerras, o que, por seu turno, apenas maximiza o problema. A famosa crise geral do século XIV foi o modelo deste tipo de crise. Pois não foi esse o século da terrível Peste Negra (1347–1351, 1348 entre nós) e da Guerra dos Cem Anos (e, entre nós, também das Guerras Fernandinas e a do Interregno)? Só a Peste Negra dizimou cerca de um terço da população europeia e portuguesa...

Enfim, podemos concluir que o estado de fraqueza e de debilidade ao nível sanitário e de saúde das populações do tempo dos Descobrimentos — estado esse que já vinha bem de trás e que se prolongou até ao século XVIII — era estrutural. A boa vontade e o empenho dos governantes, dos profissionais de saúde, das autoridades e das mentes mais esclarecidas nada podia fazer contra problemas que os ultrapassavam, e que as condições do seu tempo não podiam vencer.

Em abono desta gente, diga-se que estes problemas não eram, basicamente, culpa sua. Não tinham soluções e pouco podiam fazer. Só uma mudança global da sociedade — com o avanço da ciência médica e da economia — alteraria estes dados.

Vejamos agora como se vivia em termos médico-sanitários, nestes séculos de Descobrimentos...

1.2 A HIGIENE: A ÁGUA E A CASA

Comecemos pelos quotidianos. Por eles conheceremos melhor os hábitos destas gentes e, desse modo, as respetivas condições de higiene. Onde moravam? Como era a rua? Como era a casa? Que condições sanitárias teria a respetiva habitação e de que modo os seus costumes higiénicos moldavam e lhes condicionavam a saúde?

Antes de mais, a rua. Raras eram as ruas que não fossem de terra. A ideia de rua lajeada, calcetada ou empedrada era pouco menos que uma miragem do que só algumas urbes mais abastadas teriam, e mesmo assim muito ocasionalmente. Segundo se crê, uma das primeiras ruas a ser calcetada seria a famosa Rua Nova, a mais vibrante rua da capital ao tempo das Descobertas, onde se instalavam os principais comerciantes, mercadores e homens de negócios de toda a Europa. Foi isso na transição do século XV para o XVI, com o rei D. Manuel I. Fora isso, a regra era a rua de terra, poeirenta no estio e enlameada no inverno, sempre suja pelos detritos dos animais e pela eventual falta de cuidado das pessoas.

Paredes-meias com as casas, as ruas eram, assim, potenciais transmissoras de problemas sanitários. Devido à falta de um eficaz sistema de esgotos, não era incomum os detritos acumularem-se a céu aberto, agravados pelo costume de se despejar para as ruas, através de portas e janelas, os «líquidos» domésticos. A conhecida expressão popular «sem dizer água vai» (sinónimo de fazer algo sem avisar) descreve, afinal, uma realidade, pois, de acordo com várias das disposições camarárias, os moradores só podiam despejar as porcarias domésticas para as ruas depois de bradarem «água vai». A ideia era avisar os incautos transeuntes de que vinha aí porcaria da grossa. Escusado será dizer que, amiúde, muitos moradores não diziam «água vai», com os subsequentes efeitos que se calculam. Vejamos uma postura camarária quatrocentista:

> Ouvide o mandato dos vereadores da cidade de Lisboa, para que não seja pessoa alguma de qualquer estado e condição tão ousada, que lance esterco ou outra sujidade na rua do Ouro, sob pena de pagar cada um que o fizer, 30 reais brancos para o concelho.
>
> (Postura municipal lisboeta, século XV)

FIGURA 1.1

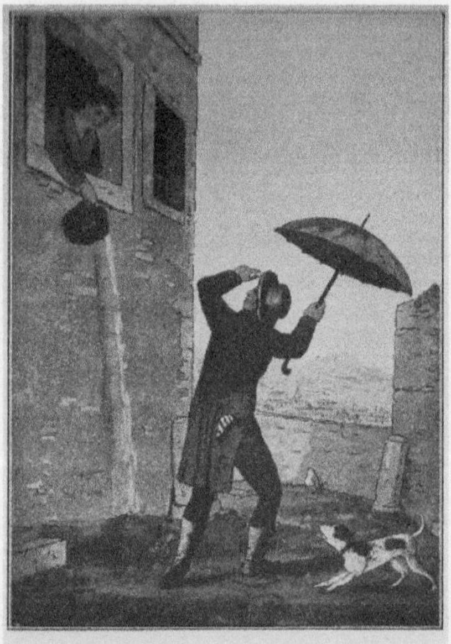

AGUA VAE! — LISBOA — 1814

Casaco e calções cinzentos. Lenço ás listas vermelhas, saindo da algibeira. Chapeu de sol, vermelho.

(«Costume of Portugal» — H. L'Evêque)

Ainda no século XIX (Lisboa, 1814) o costume persiste.

Note-se, a rua de terra...

Os despejos domésticos arrojados pelas janelas não eram os únicos problemas da rua quatrocentista, quinhentista e seiscentista, o período que viu as caravelas e naus de Portugal cobrirem os mares e o mundo. Faltavam as casas de banho nas habitações, por exemplo. Em algumas casas (e em alguns castelos), embora não muitas, essas divisões mais não eram que pequenos cubículos compostos por um buraco dando diretamente para a rua. No filme *Decameron* (1971), de Pier Paolo Pasolini, há uma cena na qual um incauto cidadão é enganado por um par de trapaceiros e levado a uma casa sob pretextos amorosos. A certa altura, decide ir «à casinha» e senta-se na respetiva tábua com um buraco no meio. Contudo, a tábua estava armadilhada e, quando o incauto se senta, cai diretamente para a rua, tombando no monte de detritos de anteriores alívios. O filme, além de ser uma obra-prima inspirada no livro trecentista do italiano Boccaccio, possui rigor histórico suficiente para ser levado com seriedade neste nosso estudo.

FIGURA 1.2

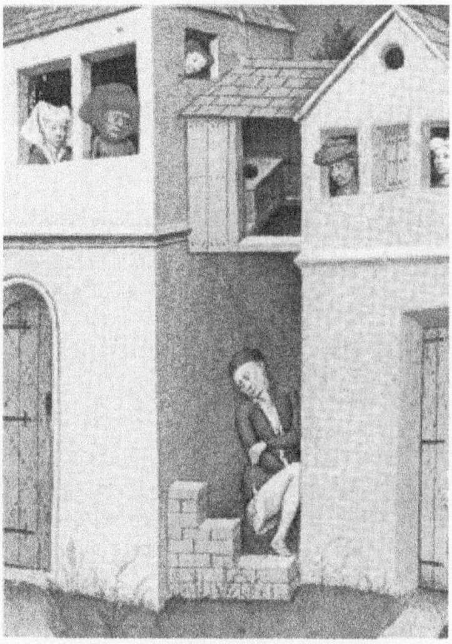

Gravura do século XV ilustrando a história contada por Boccaccio. Note-se a casa de banho em cima e o infeliz em baixo... na rua.

Ou seja, as retretes (nas casas e nos castelos que as tinham, bem entendido) davam diretamente para a rua, com os inconvenientes e problemas sanitários que se calculam.

Mesmo assim, essas pequenas casas de banho *avant la lettre* não eram a norma. A maioria das pessoas servia-se de recipientes onde acumulava as águas sujas que depois se iam despejar algures ou deitar pela janela ou pela porta, por vezes «sem dizer água vai»... No grande e áulico Paço de

Sintra, aquilo que os documentos antigos designavam candidamente de «casinha de mijar» era só um cubículo com um metro quadrado. O mais certo seria conter a tal tábua com um buraco no meio que daria para algum lado...

Além dos detritos enviados diretamente para as ruas, também as serviçais designadas por «calhandreiras» podiam ir deixando cair salpicos quando iam despejar os líquidos reles das casas respetivas aos cursos de água perto. Esclareça-se que se designavam por «calhandreiras» criadas ou escravas negras que carregavam à cabeça os grandes potes (calhandros) contendo as águas residuais domésticas, com o fito de as despejar num curso de água ali pertinho. Pelo caminho, é mais que natural que, com os balanços e baldões provocados pelas ruas de piso irregular, muitos salpicos fossem atapetando a terra já de si emporcalhada.

FIGURA 1.3

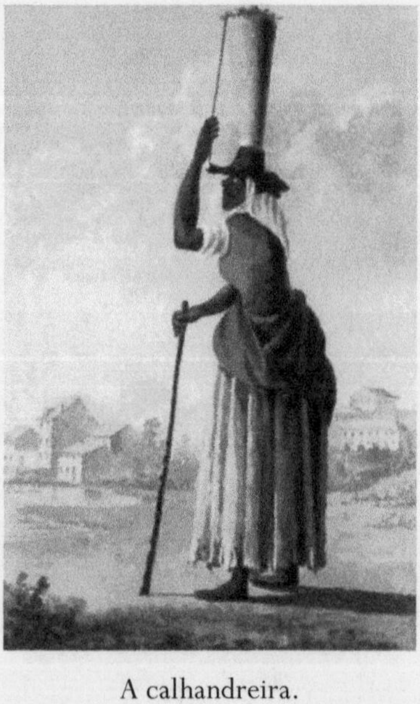

A calhandreira.

Se o problema das ruas se limitasse a despejos domésticos e às calhandreiras, a coisa seria grave, mas suportável. O problema é que, em concorrência com aqueles despejos, temos os detritos deixados pelos rebanhos e pelos animais de carga e de montada que constantemente calcorreavam as urbes. Por muito cuidado que houvesse, seria sempre inevitável a acumulação de porcarias que dificilmente não seriam carreadas, nem que fosse em partículas, para dentro das casas.

Em vão tentavam as vereações obstar a tal problema, lançando edital atrás de edital e proibição atrás de proibição, como a que atrás transcrevemos referente ao século XV. A recorrência de tais determinações apenas comprova a permanência do problema. Em 1437, por exemplo, pouco depois de Gil Eanes ter passado o temido cabo Bojador, a Câmara de Lisboa tentou lançar um imposto extraordinário sobre os munícipes para a aquisição de carretas para a recolha do lixo e das esterqueiras das ruas. O rei D. Duarte indeferiu o imposto. Mais tarde, já em 1485, quando os Portugueses tinham acabado de chegar ao Benim, D. João II determinou que o lixo seria recolhido das ruas e depositado em locais predeterminados. Mais implacável que o seu avô, este nosso monarca foi buscar a verba aos vencimentos dos vereadores, a quem acusou de incompetência perante o problema. Coube ainda a D. João II a iniciativa de instalar a primeira rede de esgotos em Portugal, em 1486. Essa rede seria instalada nas ruas e daria serventia às casas, devendo o concelho dar a mão de obra e os vizinhos os materiais. Desconhece-se, todavia, se tal foi feito e qual o alcance. Um par de anos depois, relembre-se, o seu sucessor ordenou o calcetamento das mais importantes artérias de Lisboa, como a Rua Nova. Curiosamente, os fidalgos e os clérigos reclamaram dos transtornos, coisa a que D. Manuel I não ligou muito...

Outro problema constante era o abastecimento de água. Perante a inexistência de uma rede eficaz de fornecimento de água, os habitantes tinham de recorrer a fontes, a chafarizes e a poços que estavam irregularmente espalhados pelas vilas e cidades, bem como a aguadeiros que corriam as ruas vendendo água ao domicílio.

FIGURA 1.4

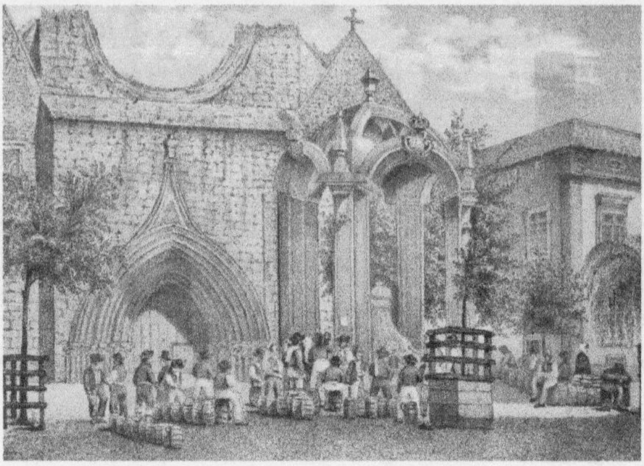

Aguadeiros lisboetas ao Carmo (data incerta, talvez século XIX).

Esse problema era decerto mais premente em cidades grandes, como Lisboa, onde a luta pela água foi uma preocupação constante das autoridades, apenas atenuada com a construção do aqueduto das Águas Livres no século XVIII. Até lá, ia-se sobrevivendo com os chafarizes existentes, que não eram muitos e que seguramente não davam para as encomendas. O mais significativo era o chamado Chafariz d'El-Rei, que nos seus bons tempos chegou a ter nove bicas em funcionamento. Data ainda do reinado de D. Afonso III ou de D. Dinis, e dava água à cidade inteira. No tempo áureo dos Descobrimentos, para lá corria meia cidade, desde escravos(as) e criadas(os), a mareantes, aguadeiros, mouros-forros e demais gente avulsa. A confusão e as bulhas deviam ser tantas que, em 1551, mais ou menos na altura em que os Portugueses chegavam ao Japão, o Senado Municipal exarou uma curiosíssima postura que a seguir se transcreve:

> Constando o Senado que há homens, brancos, negros e mouros, que se vão pôr às bicas do chafariz d'El-Rei a vender a água a quem a vai buscar, de que se seguem brigas, ferimentos e mortes,

> faz a sua postura para a repartição das ditas bicas pela seguinte maneira:
>
> Na primeira bica, indo da Ribeira para ela, encherão pretos, forros e cativos, e assim mulatos, índios e todos os mais cativos que forem homens;
>
> Logo na segunda seguinte, poderão encher os mouros das galés somente a água que for necessária para as suas aguadas, e, tendo cheios seus barris, ficará a dita bica para os negros e mulatos, conforme a declaração atrás;
>
> Na terceira e quarta, que são as duas do meio, encherão nelas os homens e moços brancos;
>
> E na quinta seguinte logo, encherão as mulheres, pretas, mulatas e índias, forras e cativas;
>
> E na derradeira bica, da banda de Alfama, encherão as mulheres e moças brancas, conforme a declaração das bicas.

As penas eram pesadas. Não as transcrevemos para não prolongar excessivamente o excerto. Mas sempre dizemos que o desordeiro não só pagaria grossa maquia, como passaria três dias na cadeia (sem remissão). Já os escravos, seriam açoitados no local, com baraço e com pregão. Esta postura dá bem conta da «luta diária» que era conseguir água...

Problema resolvido? Longe disso... A solução seguinte foi fazer renascer o aqueduto que no tempo dos Romanos abastecia a cidade com águas vindas de Carenque, e que os Árabes haviam sabiamente aproveitado. A ideia e os planos para a reedificação do dito aqueduto atravessaram o reinado de D. João III, de D. Sebastião, de D. Henrique... e por aí fora até D. João V, que em 1731 determinou o início do projeto, mediante a criação de um imposto especial que os lisboetas teriam de pagar. A água começou, enfim, a correr no dito aqueduto em 1748, abastecendo uma série de novos chafarizes que, entretanto, se foram edificando.

Antes de prosseguirmos, fica aqui, aliás, um apelo, quiçá extemporâneo, mas premente: urge cuidar melhor do Chafariz d'El-Rei, que não está preservado com o carinho que deveria merecer.

Perante isto, é fácil compreender que a casa refletia, em termos sanitários, as deficientes condições da urbe em que se situava, seja no tocante ao chão das ruas e ruelas seja no tocante ao abastecimento de água.

Vejamos então a casa deste tempo.

Antes de começar, nunca é demais enfatizar que, em termos de higiene e de salubridade — as casas dos séculos XVI a XVII (tal como antes e tal como depois) eram necessariamente afetadas pela inexistência de uma rede de esgotos e pela ausência de um sistema de água canalizada.

Mas a própria construção e características do domicílio comportavam problemas que se refletiam no estado geral sanitário do agregado familiar. De um modo geral, as casas eram pouco resistentes às agruras do clima, deixando passar o frio ou o calor com facilidade, sendo frequentemente dadas à humidade e à acumulação de sujidade e/ou de detritos (muitos trazidos da rua emporcalhada que estava paredes-meias com a habitação).

Além do mais, não raro os animais domésticos percorriam o lar, quando não viviam porta com porta, já que muitas vezes o curral, o palheiro ou a pocilga estava mesmo ao lado da casa. Comum era também o curral ou a pocilga estar no piso térreo, vivendo as pessoas no piso cimeiro. Era uma forma de aproveitar o calorzinho dos animais, embora esse calor se pagasse com o constante fedor e com os decorrentes problemas sanitários. Por isso não admira que toda a casa se organizasse em torno da lareira da cozinha, pois aí estava o calor e o conforto. O leitor mais atento decerto se lembrará daquelas belas cozinhas antigas que ainda hoje se podem encontrar nas aldeias ou nas vilas, constituídas por uma lareira/fogão central — ou adossado a uma parede — em torno da qual se dispõem banquinhos e mesa, por vezes dispostos debaixo de um pequeno teto suportado por colunas. Que o bom senso e o bom gosto as preserve... Aliás, a importância dessas lareiras centrais para a confeção dos alimentos e para o aquecimento das casas era tão importante que até hoje se mantém a designação de «fogo» como sinónimo da casa habitada. Casa que fogueasse era casa habitada, era um lar…

FIGURA 1.5

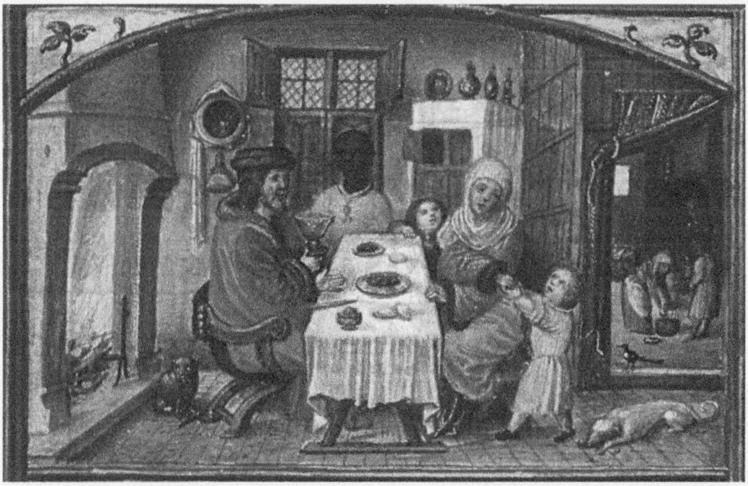

Uma abastada casa portuguesa no tempo dos Descobrimentos: a lareira acesa, o escravo negro, o chão bem lajeado, a mesa colocada sobre cavaletes, o cão e o gato, os móveis, o pão, o vinho… Não é um paradigma para estes séculos.

Claro que a habitação destes tempos apresentava uma enorme variedade de materiais construtivos, utilizando-se o tijolo, a pedra, a madeira, a taipa (sobretudo no Sul, sábia herança árabe), ou até mesclando os materiais; uma casa podia ser de tijolo até «à cinta de um homem» e daí para cima ser feita com materiais menos duradouros, como madeira. Os mais pobres podiam até viver em grutas ou em tugúrios nauseabundos, com as consequentes implicações na saúde. Não entrando em detalhes — tentadores, mas escusados — podemos dizer que geralmente as casas eram térreas ou tinham dois ou três pisos, com chão de terra batida (coberto ou não por palha), tijolo, ladrilho ou madeira. No fundo, era a largueza da bolsa do seu dono que determinava os materiais de construção e as comodidades inerentes, como é evidente. Uma casa mais abastada podia ter o soalho e as paredes cobertas por tapetes, o que inibia o frio; talvez tivesse vidros nas janelas em vez da mais baratucha e popular madeira, assim isolando um bocadito o lar da friagem e da humidade; podia ter pequenas lareiras espalhadas pelos «quartos» e ser de pedra...

Sim, podia ter esses mimos, mas havia problemas que nunca conseguiria contornar, como as constantes correntes de ar e a falta de água ou de esgotos. Basta pensarmos que, por trás da sua maior ou menor grandeza, um paço, um castelo senhorial ou uma torre nobre não primam necessariamente pelo conforto e pela salubridade.

Iguais constrangimentos se podiam observar no tocante ao mobiliário, pois também os móveis e as suas características davam o seu contributo para a salubridade (ou insalubridade) do agregado familiar. Note-se que as casas destes períodos não tinham muito mobiliário, pois além de uma arca e de algumas cadeiras/bancos, pouco mais havia. Até a mesa mais não era, muitas vezes, que uma mera tábua larga colocada entre cavaletes (daí as expressões literais, ainda hoje usadas, «pôr a mesa» ou «levantar a mesa»), um armário para arrumos e pouco mais. É verdade que, bem vistas as coisas, esta escassa fartura de mobiliário não aquecia nem arrefecia no tocante à salubridade e à higiene do lar. Mas a cama — ou melhor dizendo — o lugar onde se dormia, já teria a sua influência. As mais das vezes, sobretudo nas casas das famílias remediadas e que eram a maioria, a cama era constituída por uma enxerga de palha ou de feno colocada sobre traves. Sobre essa enxerga colocava-se, por seu turno, um colchão também de palha (os colchões mais ricos podiam ser de penas), por cima desse colchão colocava-se um pano, e sobre esse pano punham-se cobertores dos mais variados tipos, desde os mais grosseiros cobertores de tecidos reles, a cobertores de lã ou de peles. Os mais humildes conformavam-se com enxergas postas no chão ou diretamente sobre as arcas. Os lençóis eram requinte a que só alguns podiam deitar a unha.

Claro que já se percebeu que esta panóplia de têxteis mais ou menos felpudos — em conjunto com a palha ou o feno das enxergas e dos colchões, associada à falta de lençóis e às enxergas colocadas diretamente sobre o chão de terra batida ou coberta com palha — acarretava vários riscos. Sobretudo se se pensar no fraco arejamento de todo este material, na profusão de parasitas e de insetos que aí encontravam um *habitat* propício para a sua proliferação, se se pensar na falta de água para as limpezas, enfim, se pensarmos em todas as dificuldades inerentes a uma época em que as condições materiais eram débeis.

FIGURA 1.6

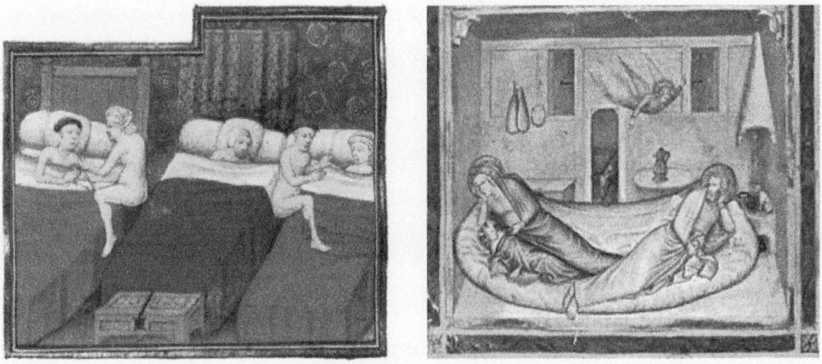

Camas ricas (à esquerda) e cama modesta (à direita).

Por isso, histórias de insetos e parasitas a percorrer as casas e as camas eram muitas, sendo disso exemplo o mui poderoso rei Filipe II de Espanha (I de Portugal) que agonizou durante cinquenta dias no seu leito com dores tão fortes que nem a roupa lhe mudaram (o que já quer dizer muito). Depois de sofrer de febres terçãs, de gota crónica e de um assanhado edema que obrigou os físicos da corte a abrir um buraco no colchão para que os seus fluidos corporais e os miasmas humanais pudessem escorrer, o monarca acabou por se finar em 1598, vitimado por um feroz ataque de pitiríase causado por uma massiva invasão de piolhos que, com grande despudor e com o mais embirrante desrespeito, acabariam com a vida do maior monarca do seu tempo. Um monarca que dizia que, no seu vasto império, o Sol nunca se punha... Enfim, se isto era na casa mais rica do tempo (o Escorial, nada menos), nada de diverso seria na casa popular, burguesa ou fidalga. E que dizer do magnífico palácio francês de Chambord, de Francisco I (1494–1547), cujo esplendor era só ultrapassado pelo desconforto? Basta dizer que nos cantos dos aposentos havia pequeninos fogareiros de pedra para que, no seu percurso, os criados aquecerem as travessas que iam das cozinhas para a mesa real.

Como se vê, ocorre aqui um fenómeno interessante. Embora a casa nobre ou burguesa tivesse aqueles mimos ou luxos que permitiam — em princípio — melhores condições, os problemas sanitários mantinham-se. Por isso, como já vimos, os graves problemas de saúde atingiam transversalmente toda a população.

1.3 A ALIMENTAÇÃO

Se as condições de higiene e de salubridade afetavam sobremaneira a saúde desta gente; se as condições da casa, da sua habitabilidade e conforto potenciavam as deficiências sanitárias gerais, então o que dizer da alimentação? O velho aforismo «diz-me o que comes, dir-te-ei quem és» aplica-se muito a estes tempos, já que o acesso a determinados alimentos estava mais reservado para uns do que para outros. Por isso, as dietas variavam consoante o escalão social, do mesmo modo que variariam consoante a época, pois a alimentação dos séculos XVI e XVII não era semelhante à do século XV. Vejamos então o que comia esta gente, as variações que houve com a Expansão e como as dietas afetavam o estado geral de saúde.

A primeira coisa que poderemos dizer é que, de um modo geral, esta gente comia sobretudo para saciar a fome. Para a maioria da população, a fartura nunca era muita. Comia-se o que havia na mesa, comia-se o que a terra ou o mar davam, o que se podia comprar ou colher sazonalmente. Por norma, não se escolhia o que se queria, a partir de um leque mais ou menos alargado de escolhas...

Os horários das refeições também eram diferentes dos nossos. Pela manhã, havia o almoço (o que corresponderá ao nosso pequeno-almoço) que pouco mais era que uma merenda; ao fim da manhã, havia o jantar, que era uma refeição tida como mais importante e mais substancial; por fim, ao começo da noite havia a ceia, que consistia numa refeição menos substancial que o jantar e, as mais das vezes, composta pelas sobras daquele.

O que se comia? Antes de mais, o pão e o vinho. Eram a base da alimentação para toda a sociedade, coisa que vinha já dos tempos mais remotos da medievalidade e que se manteve até à entrada na modernidade. Para muitos, era só o que havia, ou quase. O seu valor era central, de tal maneira que as crises destas sociedades pré-industriais começavam quase sempre com uma crise frumentária, como já se viu. A centralidade do pão e do vinho tinha também, convém não olvidar, motivos religiosos. Numa sociedade em que a religião estava mais presente no quotidiano, estes dois alimentos remetiam para a Última Ceia, estando presentes tanto na Eucaristia como na mesa dos mais pobres e dos mais abastados; estavam nas bocas de todos os cristãos no *Pater Noster* (*Panem nostrum quotidianum da nobis hodie*) e em grande parte dos adágios que corriam, também de boca em boca, numa cultura essencialmente oral. Ainda hoje o «pão» representa, simbolicamente, o «alimento»: «Que nunca te falte o pão», «É tão importante como o pão para a boca», «Queremos pão!», «É preciso pôr o pão na mesa»...

Decerto que nem o pão nem o vinho consumidos ao longo destes séculos eram como os atuais. Entre os séculos XV e XVII, o pão era sobretudo o «pão meado» (com dois cereais), terçado (com três cereais) ou até quartado (com quatro cereais), tudo dependendo da bolsa e do que as colheitas davam, em termos agrícolas. O pão alvo, o «pão branquinho», era mimo que raramente ia à mesa dos mais humildes, normalmente reservado para bocas mais abastadas, embora igualmente desdentadas. Curiosamente, hoje revaloriza-se de novo o pão mais escuro, havendo um salutar movimento de recuperação do bom e velho pão...

Os cereais usados para fazer estes pães eram os supostos: trigo, milho miúdo, centeio, cevada. Porém, quando os tempos iam ruins, podia-se recorrer a derivados, como o pão de bolota, de castanha ou até, em casos extremos, de bagaço de azeitona. Alguns, de tão mal saborosos, só se conseguiam deglutir quentes...

> Estando a cidade [de Lisboa] assim cercada [...] gastavam-se os mantimentos pelas muitas gentes que nela havia [...]. Na cidade não havia trigo para vender, e se o havia era muito pouco e tão caro que as pobres gentes não podiam chegar a ele. [...] E começaram a comer pão de bagaço de azeitona e dos queijos das malvas e raízes de ervas e de outras desacostumadas cousas pouco amigas da natureza [...]. No lugar onde costumavam vender o trigo andavam homens e moços esgaravatando a terra, e se achavam alguns grãos de trigo, metiam-nos na boca sem ter outro mantimento. Outros fartavam-se de ervas e bebiam tanta água que se encontravam mortos, homens e cachopos, nas praças e noutros lugares. [...] Andavam os moços de três e de quatro anos pedindo pão pela cidade por amor de Deus, como lhe ensinavam suas mães; e muitos não tinham outra coisa que lhe dar senão lágrimas que com eles choravam, que era triste coisa de ver...
>
> (Fernão Lopes, *Crónica de D. João I*)

Este magnífico excerto retrata uma realidade extrema: o cerco de Lisboa pelos Castelhanos em 1384, narrando os heroicos padecimentos dos lisboetas que suportaram e venceram esse assédio. Bem sei que relata um acontecimento um bocadito fora da nossa época, mas que, com mais ou menos constância, se repetiu noutras terras e noutras eras. E mais a mais, que me desculpe o leitor, qualquer ocasião é boa para trazer Fernão Lopes à colação...

Também o vinho destas épocas era diferente do nosso, com menor durabilidade e outro sabor. Talvez por isso, era geralmente bebido com água. De resto, era a «bebida» universal, ultrapassando largamente a sidra e a cerveja. Embora já conhecida na Idade Média, os Descobrimentos popularizaram a cerveja, que era servida em Lisboa nas tascas modestas junto ao rio e que o povo crismou de os «malcozinhados». A cerveja era coisa de pobres e de estrangeiros, era uma bebida que nunca colocou em causa o predomínio do vinho — pelo menos até ao século XVIII, quando os produtores de vinho intervieram no sentido de limitar o consumo rival.

Claro que este consumo predominante do vinho e do pão era complementado por outros alimentos. A carne de galináceos, coelhos, vacas ou caprinos era consumida, tal como o quase inevitável porco, que depois de morto e decomposto era guardado nas arcas que faziam de salgadeiras, sendo consumido ao longo do ano. E havia ainda os peixes de mar e de rio, comidos frescos sempre que possível, ou salgados, secos e defumados (o arenque era importado do norte europeu). E, claro, o bacalhau, que já desde o século XIV era pescado pelos Portugueses.

Em 1551, na altura em que os Portugueses chegavam a Macau, ao largo de Lisboa pescavam cerca de quatrocentas embarcações de Setúbal, Sesimbra, Cascais e por aí fora. Ainda nessa data, o peixe obtido era lavado na capital por cerca de duzentos moços e escravos, vendido por centena e meia de mulheres e escamado por cerca de cinquenta... A lista de peixe pescado era grande, mas destacavam-se a sardinha, comida à tripa-forra por todos, sobretudo pela população mais popular. De Lisboa, o peixe ia para as várias partes do reino, que não sendo território muito grande, ainda assim custava a calcorrear, tendo em conta as condições de viagem do tempo. Por isso, eram importantes as condições de preservação dos alimentos, que no fundo se circunscreviam à salga e ao fumeiro.

FIGURA 1.7

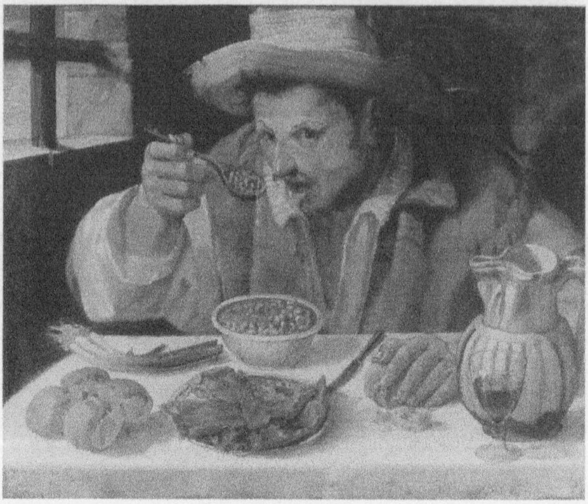

Annibale Carracci, *O comedor de feijões* (Itália, finais do século XVI): feijões, peixe seco, pão e vinho.

É evidente que também se consumiam legumes e hortaliças, menos valorizadas, contudo, que hoje; de igual modo as ervas de cheiro, as favas, as lentilhas, o grão, as ervilhas, o azeite, o vinagre e o mel, tal como muitas das frutas que hoje conhecemos. Outrossim o leite, as natas, a manteiga, os queijos e ovos. Em meados do século XVI, em Lisboa, havia cerca de duzentas mulheres vendendo leite e queijos, natas, queijadas, manteiga e requeijões.

Que esta fartura — apesar das limitações de conservação, armazenamento e transporte — não nos iluda. Estes alimentos não estavam disponíveis todos os dias a todos (ou a quase todos) como hoje. À questão da sazonalidade de alguns, somava-se a questão dos preços, o que levava a um consumo alimentar irregular e, eventualmente, deficiente para parte substancial da população.

A Expansão veio alterar dietas. Sobretudo a partir do século XVI, são introduzidos na Europa vários alimentos que, se hoje são comuns, na altura eram raridade. Antes de mais, e para começar pelos mais comuns, temos a batata e o milho maís. Depois, temos os exemplos do peru, do tomate, da abóbora, do amendoim, do ananás, do cacau, do feijão, do girassol, da batata-doce, da baunilha, do caju, do maracujá, da manga e da papaia, mais o pimento e o tomate. E que dizer do açúcar, que, embora já conhecido antes, se popularizou por essa altura, passando a substituir o mel como adoçante principal?

Registe-se que data de 1680 o primeiro livro de receitas publicado em Portugal, da autoria de Domingos Rodrigues, que se tornaria cozinheiro de D. Pedro II. Não vamos transcrever receitas, pois não é esse o nosso fito. Mas podemos dizer que, de acordo com a análise feita pela historiadora Isabel Drumond Braga, os grupos de alimentos referidos no livro estavam assim distribuídos: porco, 4 %; vaca, 8 %; vegetais, 8 %; peixe e marisco, 11 %; carneiro e cabrito, 13 %; aves, 17 %; caça, 22 %; doces 17 %.

Podemos observar a grande predominância das carnes sobre o peixe e a escassa representatividade dos vegetais. Mas cuidado com as ilações, que estamos perante um livro para gente rica, como o prova o facto referido de, mais tarde, o *chef* Rodrigues se ter tornado cozinheiro régio. Assim sendo, podemo-nos questionar, nesta nossa brevíssima e resumidíssima descrição da mesa no tempo dos Descobrimentos, se estas mudanças alimentares se repercutiram na grande massa do povo.

Nem por isso. Vejamos...

Os documentos e os textos dos cronistas e dos poetas narram o fausto de uma corte e de uma elite que se comprazia na exibição dos novos sabores. Ontem, como hoje, há muitas formas de exibir o novo-riquismo. À mesa era (e é) uma delas. O sagaz e sábio Sá de Miranda, no seu poema dedicado a António Pereira após este ter partido de Cabeceiras de Basto para a corte (a este poema voltaremos), analisa o estado da nação e o fascínio pelas novas riquezas gastronómicas, detetando o óbvio: a ostentação e o desperdício são intrínsecas demonstrações de pobreza moral. Para o poeta, a humildade sadia era sinal de felicidade, ao passo que, na corte, a fartura apenas ocultava decadência. E que mais nos diz Sá de Miranda?

> Tereis [na corte] em troca manjares/composições* delicadas/umas por outras grosadas/pelos tempestuosos mares/a grã perigo buscadas/Convites de quem convida!/Amostram-vos suas tendas:/quanta cousa é perdida!/Ceias inimigas da vida/inimigas más das fazendas**/Disto o cheiro, disto a cor/que preço não tem igual/milagres de Portugal/cousas de tanto sabor/para saberem tão mal...
>
> (*Iguarias, **bolsas.)

Sá de Miranda escreveu isto ainda na primeira metade do século XVI, quando a Expansão portuguesa estava no seu apogeu, trazendo para o reino sabores novos. A tudo isso, contrapunha o poeta a vida boa e sã e simples da «terra», onde os manjares eram recolhidos nas hortas e nos campos em redor. Não era o único. No *Auto da Festa*, mestre Gil Vicente coloca na boca de um «simples» estas palavras dirigidas a um fidalgo:

> Vós outros que andais no paço/nunca vos falta desgosto/e eu assim como sou tosco/segundo a vida que faço,/não trocaria convosco/Porque com duas sardinhas/fico eu mais satisfeito/que vós com vosso desfeito/nem capões, nem galinhas/não vos fazem mais proveito...

Também Camões, no final do Canto VI, não hesita em contrapor o «calo honroso» dos heróis que vão a Oriente aos «manjares novos e esquisitos» que iam às mesas ricas de Portugal... Bom, que manjares novos e «esquisitos» (aqui no sentido de «requintados») iam à mesa do rei e dos abastados, já se percebeu. E o povo? O povo, esse, seguia com a sua dieta modesta. Mais modesta do que seria conveniente para a boa preservação da sua saúde. Comia o seu pão, bebia o seu vinho, e comia — segundo poetas e cronistas coevos — sardinhas, que eram o pitéu mais popular, como disse o «simples» de Gil Vicente.

Na década de 30 do século XVI, viveu e ensinou em Portugal o humanista flamengo Nicolau Clenardo. Com pena crítica e acintosa, retratou alguns costumes dos Portugueses, referindo precisamente o facto de a dieta popular se basear em coisinhas singelas, como as já referidas sardinhas, em contraponto com o luxo (artificial) em que muitos viviam. Conta mesmo o caso de um fidalgote que exibia mundos e fundos, mas que comia pobremente, alimentando-se de... rábanos. Clenardo — tal como Miranda, mestre Gil e Camões — estava certo. O exibicionismo — alimentar e não só — que a sociedade portuguesa do período da Expansão demonstrava não escondia a recorrente pobreza. À hora do repasto, aí estava a miséria à vista de todos e à boca de cada um.

Em 1521, na mesma altura em que uma embaixada lusa chegara à Etiópia, Garcia de Resende descrevia, na sua *Miscelânea*, a escassez de cereais e, consequentemente, o seu alto custo.

> Vimos em Évora valer/os moios de pão iguais/quinze, vinte mil reais/agora vimos vender/a setenta mil e mais/ano vi tão abastado/que a oito reais comprado/foi o alqueire de pão/outro vimos em que não/se achava por um cruzado.

E não dizia o fidalgote Aires Rosado ao seu criado Aparício, na peça *Quem tem Farelos?*, de Gil Vicente:

> Vem tão ledo: Sus*, cear/como se tivesse quê/e eu não tenho que lhe dar/nem ele tem que eu lhe dê/Toma um pedaço de pão/e um rabão** engelhado/e chanta nele bocado/coma cão!
>
> (*Interjeição: arreda, vai-te! **Rábano.)

Também Garcia de Resende nos deixou um delicioso (no duplo sentido do termo) texto, numa carta em forma de poema dirigido a um amigo que ele desejava receber. A carta/poema descreve o que o amigo podia esperar à sua mesa:

> E por não vos apalpar/a terra com o comer/hei-vos também de ordenar/que não vos hão mais de dar/que o que lá soeis de ter./ Que mudança de lugares/muda muito a compleição/e se mudam os manjares/vêm as doenças a pares/e tarde e nunca se vão./Perdizes, capões, galinhas/frangões, rolas e vitelas/passarinhos de esparrelas/pastéis, tortas, escudelas/são viandas mui daninhas./Láparos, patos, cevados/cabritos e escaídas/lombos de porco, veados/pavos, faisões, bons pescados/encurtam muitas as vidas/Tereis, senhor, ao jantar,/vaca magra sem toucinho,/com seu quartilho de vinho/ com que possais jarrear/e não me chamar mesquinho/À ceia da vaca fria/rabão, queijo e salada/é comer que o corpo cria./O mais é velhacaria/e fazenda mal gastada...

Um rol do que ia às mesas mais abastadas, uma carta com bons conselhos gastronómicos, provando que esta gente saberia a importância de uma sensata dieta para a sua saúde. Saberia mesmo? Bom, se se levar em conta que Garcia de Resende era obeso (o que lhe valeu muitas graçolas na corte quinhentista) talvez esta carta seja apenas uma bela sátira...

Enfim, como se dizia antigamente, na sociedade portuguesa ao tempo da Expansão, «havia muita miséria escondida»... A mesa e a dieta refletiam essa pobreza estrutural. Por trás das especiarias e dos faustosos banquetes em que alguns (poucos) abastados exibiam uma riqueza transitória e, tantas vezes, falsa, o pão, o vinho e mais uma ou outra coisinha compunham a alimentação popular (e não só). As consequências de tão monótona e pobre dieta para a saúde das populações eram as expectáveis...

1.4 AS DOENÇAS

Se nos fosse possível viajar no tempo e retornar aos séculos da Expansão portuguesa, ficaríamos, decerto, surpreendidos pelo aspeto das pessoas com quem nos cruzaríamos nas ruas. De facto, seria altamente provável encontrarmos muitos inválidos, vítimas de traumas nos membros que uma recuperação deficiente não teria sarado, como foi o caso, distante no tempo, do nosso primeiro rei, que, após um ataque falhado a Badajoz em 1169, no qual partiu uma perna, terá vivido incapacitado o resto dos seus dias. Do mesmo modo, várias marcas debilitantes seriam facilmente visíveis, seja ao nível oftalmológico ou ao nível da dentição. Ainda outros aspetos nos saltariam à vista, como a estatura média da população — mais baixa que a atual —, um número menor de obesos e muita gente com um aspeto relativamente envelhecido numa população em que o número de idosos seria menor que hoje. Todavia, os cuidados que muitos de nós dedicam à pele e aos cabelos não ocorriam naqueles tempos. Ou se ocorriam (na verdade, havia cosméticos) não tinham a eficácia dos produtos de hoje e eram apanágio de poucas(os).

Dito isto, que doenças afetavam estas pessoas? Havia doenças «de época», se assim as podemos designar? A resposta não é simples. Decerto que havia certas doenças que associamos mais à Idade Média e à Idade Moderna, como as pestes ou a lepra; outrossim, como esquecer o «mítico» escorbuto, que tanto afetava os navegantes e que Camões descreve tão bem?

Nestas coisas, como em todas, o mais sensato é ser sensato e dizer que, de facto, havia doenças que avassalavam mais a sociedade daquele tempo, sendo aquelas três um exemplo. Mas, ao mesmo tempo, convém não olvidar que essas maleitas ainda hoje existem em algumas partes do globo, e com as condições certas podem voltar a ocorrer nos chamados países desenvolvidos. Ainda hoje há eventuais surtos de peste na África, na América do Sul, na Ásia e em áreas rurais dos Estados Unidos; e há escassos anos, houve um surto de peste na Mongólia.

Conclusão? Sim, houve doenças que afetaram particularmente aqueles séculos, mas seria excessivo afirmar que eram «típicas» desses séculos. Da mesma forma, muitas doenças que ainda hoje nos atemorizam — como o cancro, a tuberculose, as afeções dermatológicas, os problemas cardíacos, pulmonares, ortopédicos ou renais, o tifo (que mais tarde foi crismado de «mal do campo de batalha»), as afeções do sistema nervoso ou do foro psiquiátrico, para não ir mais longe — existiam também outrora com a mesma ou maior virulência. Contudo, muitas vezes, tinham outras designações que hoje nos são estranhas e que nos deixam sem saber a que se referiam. Percorrendo os tratados antigos, perguntamo-nos, por exemplo, o que ao certo quereriam dizer designações médicas como o «flato rijo» (que, de acordo com os médicos, terá vitimado em 1706 o rei D. Pedro II), os «chiliques», o «fogo de São Vito» (ou «fogo sagrado», ou «fogo de Santo André», ou fogo de «Santo António»), as «sufocações» (coisa supostamente provocada quando a «matriz» — o útero — «subia à cabeça»), a «febre pútrida», a «doença do peito», a «suspensão dos espíritos vitais», a «praga de Cipriano», a «doença do suor» o «prioris legítimo» ou o «pleriz bastardo»... Fiquemos por aqui que a lista seria longa.

Por isso, neste capítulo sobre as doenças mais características dos séculos XV a XVII, e para não nos dispersarmos inutilmente (o que não é difícil), iremos abordar aquelas que mais martirizaram esta gente: pestes, lepra, escorbuto, cancro, tuberculose, doenças do foro sexual e reprodutivo, algumas afeções nervosas ou do foro psiquiátrico. À falta de dados sobre a incidência destas doenças no tecido social, falaremos do que se sabe: como atacavam, como eram vistas pelos médicos do seu tempo e como eram combatidas.

Peste

Ainda hoje o termo faz tremer, sobretudo se associado ao epíteto «negra»: a Peste Negra. A expressão traz-nos à lembrança cadáveres decompostos pelas ruas, corpos febris arrastando-se carregadinhos de bubões, carroças cheias de corpos, sinos a repicar, portas fechadas nas muralhas das cidades em quarentena, enfim, toda uma panóplia macabra propalada pelo cinema (de Bergman a Paul Verhoeven), por alguma iconografia coeva (de Pieter Bruegel, *o Velho*, a Munch), por muita e boa literatura (de Boccaccio a Camus). Enfim, poucas coisas associamos mais à medievalidade que as «pestes», em especial a chamada «peste negra».

E contudo, este terror não nasceu na Idade Média, nem terminou na Idade Média, como de resto muitas coisas que associamos — por desconhecimento — a um período histórico que não foi de todo tão tenebroso como às vezes julgamos. Enfim, a peste é uma doença que remonta aos tempos mais arcaicos da humanidade e que ainda hoje está ativa.

Aquilo a que chamamos de peste é uma infeção bacteriana causada pelo cocobacilo *Yersinia pestis* e que é transmitido pela pulga que parasita roedores, particularmente o rato. Atualmente é questionado o papel destes roedores nos surtos de peste de outrora, não vamos complicar e manter-nos-emos fiéis à tradição... Uma vez picada pela pulga, a pessoa afetada começaria a notar o aparecimento de bubões nas virilhas, no pescoço e nas axilas, bubões esses que inchavam nos dias seguintes. O doente começaria a sentir-se febril, a ter cefaleias, vómitos, ficaria prostrado e eventualmente teria hemorragias. Em 90 % dos casos, os infelizes que contraíssem esta forma de peste (designada de «bubónica» por razões óbvias) morreriam no espaço de cinco a dez dias, mais coisa menos coisa. Se a infeção fosse contraída por via pulmonar, o doente pereceria em pouco mais de três dias, sem hipótese de sobreviver.

A doença era altamente contagiosa e semeava um terror social à altura do mito que ainda hoje ressoa no nosso imaginário. E esse terror era tanto mais esmagador, quanto se desconheciam quaisquer terapias ou formas de debelar o problema. É verdade que se procedia ao encerramento das cidades onde um surto surgisse; é verdade que nos mosteiros e conventos onde se detetasse a doença, as freiras e os monges reforçavam ao máximo a sua reclusão; é verdade que os navios que chegassem a um porto e nos quais se soubesse existirem surtos pestíferos ficavam de quarentena, sem que a marujada pudesse ir a terra; é verdade que os infetados não podiam sair de casa, nem contactar com outras pessoas que não fossem o seu padre, o seu médico e alguma outra personalidade essencial, como o tabelião. Mas mesmo estas medidas tinham evidentes fragilidades, já que muitas vezes, quando se detetavam os primeiros casos e se encerravam portos, as portas das muralhas e se isolavam embarcações, já o contágio tinha sido feito por gente que, sem o saber, tinha propalado o mal. Em 1347, no surto pestífero que assolou Florença, e antes de a cidade ser encerrada ao mundo exterior, um grupo de jovens saiu da urbe para se refugiar no campo, cujos ares seriam mais sãos. Aí passaram o tempo contando deliciosas histórias. Isto é uma ficção, note-se, relatada por Boccaccio na sua obra-prima *Decameron* (1348 a 1353). Sendo a arte a realidade — embora em bom — não custa perceber que uma fuga antes de uma quarentena seria um procedimento comum. Contudo, nessa fuga, poderiam já ir infetados e espalhar a doença, sem o saber.

FIGURA 1.8

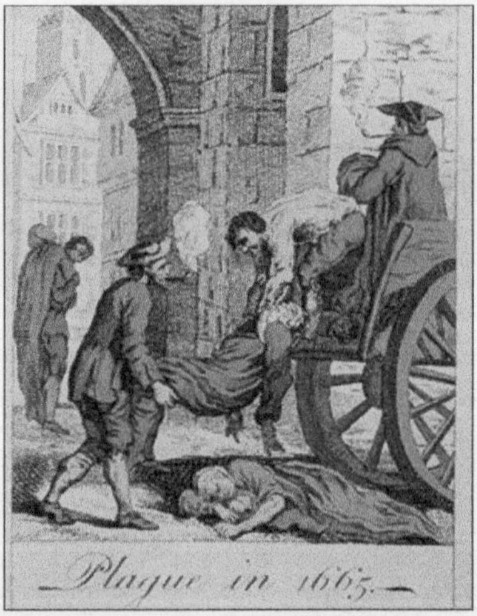

Gravura inglesa de 1665 sobre a peste de Londres (note-se o facto de os funcionários estarem a fumar; cria-se que o fumo seria um entrave aos miasmas da peste).

Como considerassem os médicos do tempo que tudo se devia a uma acentuada corrupção dos ares — segundo a famosa teoria dos humores —, as terapias que propunham oscilavam entre o mais elementar bom-senso e a total vacuidade. Além da inevitável quarentena, propunham os praxistas que se evitassem roupagens felpudas ou peludas, bem como a passagem de rebanhos pelas ruas das vilas e das cidades. Sem saberem bem porquê, os empíricos médicos estavam, na prática, a inibir as pulgas de se instalarem na roupa ou de percorrerem as ruas levadas no pelo dos bichos. Infelizmente, os meios técnicos e científicos de que dispunham impediam-nos de irem mais além. De igual modo, aquele famoso traje que faz os médicos assemelharem-se a corvos tinha a sua lógica, já que pretendia inibir os ares «pútridos» e perniciosos de serem respirados pelos doentes.

FIGURA 1.9

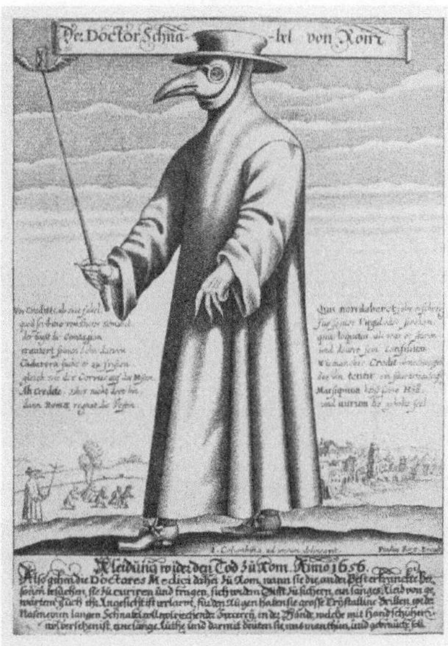

Embora esta imagem seja seiscentista,
o traje era já comum aos séculos anteriores.

Contudo, os médicos desconheciam os corretos mecanismos de contágio, embora soubessem que não se devia respirar «o mesmo ar» de um doente... Ao mesmo tempo, consideravam os estados de espírito desanimados e tristonhos como propiciadores da peste, e julgavam que o olhar era uma fonte de contágio. Logicamente, também se aconselhava um estado de espírito alegre, com folganças e festanças, embora outros médicos defendessem que o repouso era mais aconselhável, já que ao folgar se arfa mais, logo, respirar-se-á mais ar contaminado.

Por isso, a par com as medidas mais ou menos sensatas atrás mencionadas, outros tratamentos havia que de nada serviam, sobretudo aqueles que era suposto reporem a limpeza dos ares: acender fogueiras odoríferas, ter ervas aromáticas em constante fumigação, tocar os sinos, cantar em público ou disparar tiros de canhão. Isso permitiria — diziam — viabilizar a reposição dos bons ares e regular os humores perturbados.

É claro que todas estas terapias eram inúteis. O mais que se poderia esperar seria um certo abrandamento devido às medidas de contenção, como as quarentenas. Por cruéis que fossem para os que ficavam encerrados e confinados, não havia outra hipótese... Ao fim de alguns dias ou semanas, o surto acabaria por passar, deixando atrás de si centenas ou milhares de mortos.

Para os mais crentes, havia uma panóplia de preces, de pagelas e gravurinhas com santos protetores, entre os quais se salientavam São Roque ou São Sebastião. Já para aqueles cuja fé rondava a superstição, propunham-se procissões rogatórias, muitas vezes com a autoflagelação dos participantes, como forma de mostrar ao Senhor que estavam arrependidos dos seus pecados e, assim sendo, poderia Deus pôr um fim à peste punitiva.

Mais perigosos eram aqueles cuja fé roçava a estupidez e o fanatismo, pois esses propunham uma outra medida: encontrar os alegados bodes expiatórios causadores da epidemia, ora por a terem criminosamente desencadeado ora por terem provocado a ira divina pelo simples facto de existirem. Por isso tantas vezes se perseguiam os judeus, os forasteiros, os ciganos ou os mais pobres entre os pobres. Acusavam-nos de conspurcar fontes e cursos de água, de provocarem a fúria de Deus com os seus pecados e crimes. Quando a coisa chegava a esse ponto, o menos mau que podia ocorrer era serem expulsos das cidades empestadas; o mais grave era serem mortos em *pogroms* descontrolados, como aquele que ocorreu em Lisboa aquando do surto de peste de 1506. Na Páscoa desse ano, estando a corte fora da capital devido à peste que desde há meses assolava a cidade, um pequeno incidente ocorrido na igreja de São Domingos desencadeou um ataque desenfreado aos cristãos-novos, sob o pano de fundo da epidemia. Durante três dias, o massacre de judeus correu à solta, até que reforços enviados pelo rei D. Manuel I puseram um ponto final na criminosa baderna. Foram massacrados cerca de quatro mil judeus. Casos como este, embora extremos, testemunham bem até onde podia chegar a explosiva mistura de fanatismo e desespero.

FIGURA 1.10

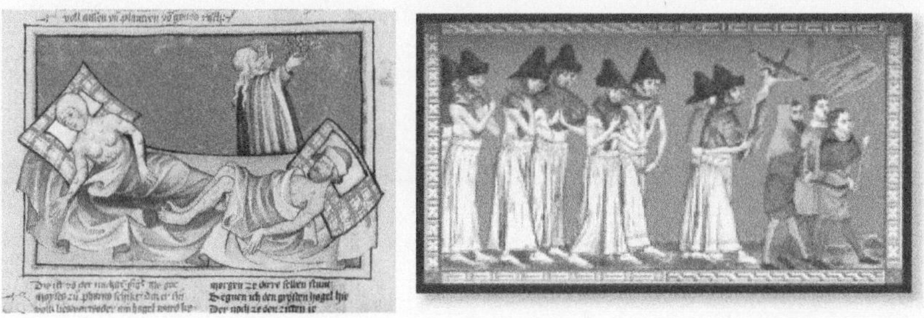

À esquerda, um médico manipula ervinhas junto a pestíferos; à direita, procissão de flagelantes.

Existiram surtos de peste por todo o mundo, por toda a Europa, por todo o reino, ao longo de toda a Idade Média e ao longo dos tempos dos Descobrimentos. Alguns eram localizados, como a peste de 1423 que assolou Coimbra, a de 1478 que atacou Évora ou a de 1506, que avassalou Lisboa. Outras, como a grande Peste Negra de 1348 (em Portugal), foram gerais, matando um terço da população europeia e nacional entre 1346 e 1352.

As consequências das pestes na vida dos povos eram enormes. Sobretudo as da grande Peste Negra de 1348. Um surto pestífero forte provocava uma recessão demográfica (um terço da população, neste caso), o que levava a uma quebra da produção pelo abandono dos campos e dos ofícios, ao ruir de muitos prédios urbanos agora devolutos, à falta de mão de obra e de artesãos, à inflação e à subida de honorários, o que potenciava o ciclo de crise que atrás explicámos. Em vão tentavam os reis tabelar preços e salários, em vão tentavam obrigar as gentes a cuidar das terras (a Lei das Sesmarias de 1375 é um exemplo), em vão tentavam impedir os mesteirais de deixar os ofícios.

A crise grave do século XIV, de que a Peste Negra foi um dos pontos altos, fez sentir as suas ondas de choque por muitos e bons anos. A população só terá reposto os quantitativos de antes da pandemia nos alvores do século XVI, e é consensual que a Expansão portuguesa, iniciada no primeiro quartel do século XV, teve, entre os seus principais motivos, a necessidade de ultrapassar a situação crítica que então o reino ainda vivia.

Sendo a peste recorrente e transversal nas sociedades europeias (e não só) até aos alvores da modernidade médica, fácil é supor que inúmeras terão sido as personalidades a falecer por sua causa. D. Leonor, princesa portuguesa (era filha do nosso Afonso IV) e rainha de Aragão, morreu da peste negra em 1348, tal como a rainha Filipa de Lencastre, esposa de D. João I, em 1415, precisamente na véspera do primeiro passo da nossa Expansão, a conquista de Ceuta. De peste morreu o seu filho D. Duarte, em 1438, tal como de peste se finou, em 1521, D. Manuel I. Também de peste morreu Camões, em 1578.

A pungente descrição que Zurara faz da morte da rainha D. Filipa de Lencastre dá-nos um vislumbre da religiosidade inerente ao ato e à arte de bem morrer que devia pautar os derradeiros momentos do cristão, além de nos levantar um pouco a pontinha do véu sobre os procedimentos dos médicos, que pouco mais podiam fazer que registar o óbito:

> E quando el-rei [D. João I] soube que haviam adoecido algumas pessoas, disse à rainha que seria bom que partissem mesmo antes de comer.

«Senhor», disse ela «vós podeis partir, e eu partirei depois de acabar as minhas rezas, pois uma mulher tão velha como eu não deve ter medo da peste». E isto dizia a rainha, porque tinha então 53 anos de idade. [...] E então partiu el-rei a caminho do mosteiro de Odivelas, e a rainha não quis partir até ao meio-dia. E estando assim na enfermidade, imaginava somente que fosse outra dor. [...] Grande tristeza sentiram os infantes quando souberam que a morte da sua mãe era inevitável, e mandaram logo chamar os médicos e os cirurgiões para falarem com eles acerca dos remédios que se pudessem encontrar, e os ditos médicos resolveram que era bom que a rainha se mudasse para outra cama mais baixa para que aquela fosse arranjada como convinha. [...] E depois que a rainha recebeu a comunhão, foi ungida e mostrou que se sentia de uma perna debaixo do joelho; e vista pelos médicos acharam que tinha um carbúnculo. E embora soubessem que nenhum remédio poderia levar á cura, contudo mandaram que lhe furassem aquele carbúnculo e logo disseram que [a rainha] não poderia durar, de acordo com a medicina, mais que até ao outro dia, que era quinta-feira, no qual, pouco depois do meio-dia, a dita senhora mandou chamar os clérigos e disse que começassem o ofício dos mortos.

(*Crónica da tomada de Ceuta*,
cap. 38 e 45, de Gomes Eanes de Zurara)

Escorbuto

De todas as doenças que vulgarmente associamos às viagens marítimas, nenhuma será tão conhecida como o escorbuto. Talvez a culpa seja de Camões — e se assim é, santa culpa. Mas a verdade é que, por certo, muitos de nós ao pensar no escorbuto relembram imediatamente os versos do poeta...

> E foi que de doença crua e feia,/A mais que eu nunca vi, desampararam/Muitos a vida, e em terra estranha e alheia/Os ossos para sempre sepultaram./Quem haverá que, sem o ver, o creia?/Que tão disformemente ali lhe incharam/As gengivas na boca, que crescia/A carne, e juntamente apodrecia.
>
> Apodrecia com um fétido e bruto/Cheiro, que o ar vizinho inficionava;/Não tínhamos ali médico astuto,/Cirurgião subtil menos se achava;/Mas qualquer, neste ofício pouco instructo,/Pela carne já podre assim cortava/Como se fora morta, e bem convinha,/Pois que morto ficava quem a tinha.
>
> (Camões, *Os Lusíadas*, Canto V, 81–82)

Contudo, diga-se que o escorbuto, aqui tão bem retratado pelo poeta, não era uma doença exclusiva dos navegantes, pois também afetava muito boa gente que nunca teria posto os pés numa embarcação. Afinal, o escorbuto era, e é, causado pela falta de ácido ascórbico (vitamina C), o que nos leva a supor que, devido às carências estruturais da alimentação destas eras, muitos disso sofreriam em terra. Claro que, no mar, as coisas ganhavam outras proporções, sendo de supor que grande parte dos marinheiros perecia vitimada pelo escorbuto numa viagem de longo curso. Mais, afinal, do que os que morreriam em combate, em naufrágios ou em acidentes a bordo, como a queda no mar (muitos caíam de noite ou durante temporais).

Uma prova de que o escorbuto era já conhecido dos nossos navegadores, antes ainda de as primeiras embarcações se terem lançado às vagas, é o facto de as primeiras descrições da doença remontarem ao Egito. Não é certo que os físicos quatrocentistas e quinhentistas conhecessem o papiro de Ebers (1500 a. C.) que lhe descreve os sintomas, mas decerto conheceriam as descrições feitas por Hipócrates e as registadas pelos cronistas que acompanharam os cruzados, e que viram os seus efeitos nos exércitos. Os sintomas não enganavam. O afetado começava por sentir uma fraqueza geral, um grande cansaço, recessão capilar, mialgias, hematomas, dor nos membros, a que se somam aquele sintoma que vulgarmente mais associamos ao escorbuto: a hipertrofia inflamatória das gengivas e o sangramento periodontal. Não tratado, o escorbuto é fatal, e assim foi durante séculos.

As viagens marítimas trouxeram o escorbuto para a ribalta. Só na viagem de Vasco da Gama, de 1499, dos 170 homens que seguiam a bordo, 116 morreram por causa da doença. Mais tarde, na frota que Fernão de Magalhães chefiou na viagem de circum-navegação (1519), 80 % dos marinheiros foram também por ela vitimados. Não foram só os navegadores portugueses a morrerem desta forma, claro. Todos os que se metiam mar adentro não escapavam a esta fiel e mortal companheira. Em 1740, o almirante inglês George Anson encetou uma outra viagem de circum-navegação, tendo visto perecer por escorbuto 1400 dos seus 1900 homens. Alguns estudiosos afirmam que durante os séculos XVI e XVII morreram de escorbuto cerca de dois milhões de navegantes.

Se deixarmos a descrição feita por Camões e corrermos a vista por alguns roteiros e relatos de bordo, facilmente nos apercebemos da gravidade da coisa. No *Roteiro da Primeira Viagem de Vasco da Gama* (1497), refere o cronista de bordo, em janeiro de 1498:

> E aqui [costa de Moçambique] nos adoeceram muitos homens, que lhes inchavam os pés e as mãos, e lhes cresciam gengivas tanto sobre os dentes que os homens não podiam comer.

Meses depois, ao relatar eventos ocorridos no Índico, a descrição é ainda mais completa...

> Andámos tanto tempo em esta travessa que três meses menos três dias gastámos nela; isto com muitas calmarias e ventos contrários, que em ela achámos, de maneira que nos adoeceu toda a gente, das gengivas que lhe cresciam sobre os dentes em tal maneira que não podiam comer; e isso mesmo, lhes inchavam as pernas, e grandes outros inchaços, de guisa que lavravam um homem tantos

> até que morria sem ter outra nenhuma doença. Da qual nos morreram em o dito tempo trinta homens, afora outros tantos que já eram mortos. E os que navegavam em cada nau seriam sete ou oito homens; e estes não eram ainda sãos como haviam de ser! Do que vos afirmo que se nos mais durara aquele tempo quinze dias, andáramos por esse mar através; que não houvera aí quem navegara os navios.

Não é impossível que os homens a bordo desconfiassem de carências alimentares como causa da doença que tantos matava. Mas o mais certo seria, devido à debilidade da medicina, não se traçar claramente um nexo de causalidade entre a falta de vitamina C e o escorbuto.

Tal nexo só começou a ser estabelecido pelos médicos britânicos já no século XVIII, nomeadamente por James Lind (1716–1794), que compreendeu a causa da doença e propôs a introdução de citrinos na dieta dos marujos, bem como uma melhor ventilação e arejamento dos navios e uma maior higiene a bordo. A partir daí, o escorbuto deixou de dizimar as tripulações. Por curiosidade, diga-se que, desse momento em diante, os Britânicos passaram a ser crismados pelos habitantes da América do Norte como os *limeys*, devido ao consumo usual de limões nas suas viagens. Esse epíteto ainda hoje subsiste.

Lepra

A par com a peste, a lepra será a doença que mais associamos aos tempos medievais e aos séculos subsequentes, que são aqueles que coincidem, precisamente, com o período dos Descobrimentos. Mas isso não é totalmente correto, já que, por causas ainda hoje discutidas, a lepra sofreu uma recessão a partir do século XV.

Conhecida cientificamente como a doença de Hansen ou hanseníase, a lepra é tão antiga como a humanidade. Para o leitor mais atento, não precisamos de citar os casos relatados na Bíblia, por exemplo, para se perceber a sua antiguidade. Aliás, a lepra ainda hoje existe, se bem que apenas localizada em alguns locais mais específicos e sem a virulência de outros tempos. Seja como for, sempre podemos dizer que a primeira referência documental tem mais de quatro mil anos e leva-nos à Índia. Egípcios, gregos e romanos deram-lhe a devida atenção, embora desconhecessem qualquer terapia.

Durante a Idade Média, a atitude perante a lepra oscilou entre dois polos: por um lado, havia um estigma social e religioso (o Terceiro Concílio de Latrão — 1179 — determinava a sua expulsão das urbes); por outro lado, a piedade cristã obrigava a auxiliar esses irmãos em desgraça. Daí o aparecimento das gafarias ou leprosarias, as mais das vezes erigidas sob a égide de instituições religiosas e afins.

Perante uma doença debilitante e com tal estigma social, os médicos tentaram explicações e terapias, umas tão inúteis e desajustadas como as outras. Ao certo, o mais que se conseguiu foi o isolamento social dos doentes, e pouco mais. Julgada mais contagiosa do que realmente é, e tida como hereditária — que não é —, o temor da lepra alastrava por todo o tecido social. As opiniões médicas em nada contribuíam para uma visão do doente menos enviesada...

> O homem é leproso *ab utero* ou depois do nascimento *ab utero* porque é engendrado durante as menstruações ou porque é filho de leproso ou porque um leproso conheceu mulher grávida e então a criança será leprosa; a lepra provém dessas graves deficiências de geração. Depois do nascimento, talvez devido a um ar malévolo ou pestilento ou devido à ingestão de alimentos suspeitos...

Estas palavras, escritas pelo insigne médico de Montpellier, Bernard de Gordou, em 1305, terão feito escola, mesmo que tudo o que aqui é dito esteja incorreto. Mas não desdenhemos demasiado o seu esforço, que se empenhou ele em conhecer e combater a doença, devendo-lhe a medicina algum rigor na descrição dos sintomas (mas não das causas, como se nota). Antes dele, os parcos avanços no conhecimento da lepra deveram-se aos hábeis médicos árabes, os primeiros a detetar zonas de insensibilidade nos afetados.

Outro problema que relativamente cedo os médicos perceberam foi o perigo de se tomar como lepra algumas afeções dermatológicas que não o eram. Tendo em conta que um diagnóstico de lepra acarretava sempre a «morte civil» do doente, com o seu apartamento da família e da sociedade, é de elogiar essa preocupação, mesmo se a ciência do tempo pouco tivesse para ofertar.

FIGURA 1.11

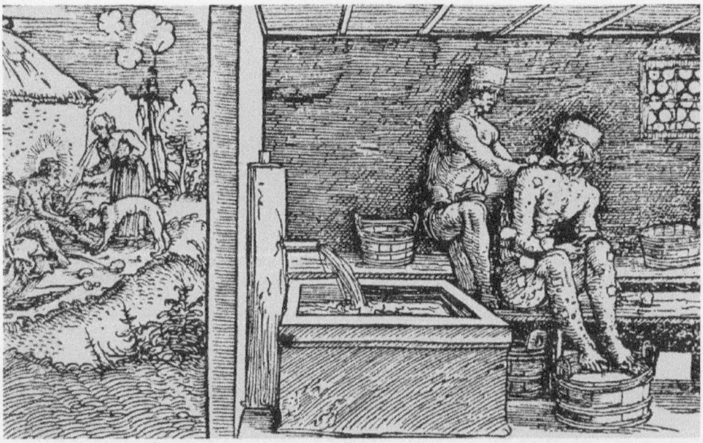

Gravura quinhentista em madeira, representando um leproso em tratamento termal. À esquerda, um santo leproso (provavelmente São Roque) é amparado por alma caridosa...

Os interditos em relação aos leprosos eram variados, chegando a propor-se a castração dos homens leprosos, já que se pensava que a lepra potenciava os humores libidinosos. É provável que também entre nós estas determinações, conselhos e recomendações médicas e religiosas fossem conhecidas.

Mas... até que ponto tais temores tinham uma efetiva correspondência no terreno? Isto é, até que ponto o isolamento dos leprosos, em gafarias/leprosarias, era total? Aí é que a coisa fia mais fino. Sabemos que o nosso rei Afonso II (1185–1223) seria leproso, tal como leproso foi o rei Balduíno IV (1161–1185), de Jerusalém. Isso não impediu nenhum de governar e não impediu o monarca português de gerar descendência, ao contrário dos interditos dos textos médicos. Já no século XV, o bispo de Coimbra e arcebispo de Lisboa — D. Luís Coutinho — foi leproso, sem nunca ter abandonado funções. Os próprios livros de Linhagens medievais têm várias referências a personalidades «gafas» que viveram, casaram e tiveram filhos, sem que sobre eles tenha aparentemente recaído o rigor das punições, internamentos e isolamentos sugeridos pelos textos médicos e determinações conciliares. Além disso, sabemos bem que os leprosos estavam autorizados a esmolar pelos caminhos para o seu sustento e para o sustento das respetivas instituições, o que nos leva, de novo, a supor que a reclusão não era completa e que os ditames de um quotidiano comum amenizavam o rigor dos interditos.

Quando as naus e as caravelas da Expansão começaram a correr mares, a lepra estava, como se disse já, em regressão desde o século XV, embora alguns apontem até tempos ainda mais recuados, referindo que tal recessão começara já no século XIII. Desconhecem-se as causas de tal recuo. Entre nós, os sinais começam a ser visíveis durante o século XV e sobretudo XVI, com a diminuição do número de internados em leprosarias e com referências a antigas gafarias entretanto em decadência ou abandonadas.

Cancro

Tão antigo como a humanidade, foi estudado por Hipócrates e por Galeno, cujos ensinamentos e observações fizeram escola nos séculos seguintes. O mesmo é dizer que, apesar dos constantes esforços e boa vontade dos praxistas e físicos, nada se conseguia contra um mal a que os gregos e os latinos haviam dado o nome de *karkinos* (em grego) ou *cancer* (em latim) por acharem que os carcinomas lembravam aquele crustáceo.

Durante os séculos que nos dizem aqui respeito, os estudos prosseguiram exaustivamente, mas com resultados vãos, tendo em conta as premissas erradas da medicina do tempo. Atribuía-se a etiologia a um desequilíbrio do humor ou da «bílis negra», considerando-se então o cancro como uma doença geral do organismo com meras manifestações locais. Essa ideia permitiu que os mais reputados médicos da altura lhe chamassem «diátese melancólica», ao mesmo tempo que se explicava as metástases como uma manifestação local desses humores desarranjados.

Alguns recomendavam a cirurgia, baseados nos estudos do romano Aulo Cornélio Celso, indiferentes ao facto de este médico ter praticado há mais de 1500 anos. Como disse o francês Henrique de Mondeville, médico trecentista do rei Filipe, *o Belo*: «Nenhum cancro se cura, a menos que seja extirpado por inteiro.» Essa tese manteve-se até ao século XVII. Confrontados com o facto de não existirem anestesias, os médicos que defendiam as mastectomias para sarar os cancros no peito argumentavam que: «[A ablação do seio] é muito mais suportável que o mal».

Outros, baseados em Galeno (autor mais recente, pois viveu 200 anos depois de Cornélio Celso), propunham antes os usuais purgantes e as normais sangrias. Por essa altura, muitos eram os que consideravam este terrível mal como altamente contagioso. No século XVI e XVII ganhou escola a ideia de que o cancro era causado pela «linfa coagulada e inerte». Descartes, mais conhecido como figura central da Filosofia e da Matemática, defendia este ponto de vista.

Apenas no século XVIII, com o lento e progressivo abandono das teorias dos humores e com a descoberta do microscópio, se começou a entender melhor o temível adversário que ainda hoje nos atemoriza.

Entretanto, morria-se de cancro. Alguns casos estão razoavelmente bem documentados, sobretudo quando ocorriam em personagens graúdas que, rodeadas de médicos e de atenções, de dedicação e de ignorância, definharam, sofreram e morreram do tal *karkinos* hipocrático. Estudos recentes feitos pela Universidade de Cambridge colocam a hipótese segundo a qual 9 % a 14 % dos ingleses adultos na Idade Média e Moderna teriam cancro no momento da morte, sendo a maioria nos tecidos moles. Os mesmos investigadores supõem que cerca de 40 % a 50 % das pessoas desse período tenham tido cancro ao longo das suas vidas, o que faz com que a incidência fosse, na altura, quatro vezes mais do que hoje.

FIGURA 1.12

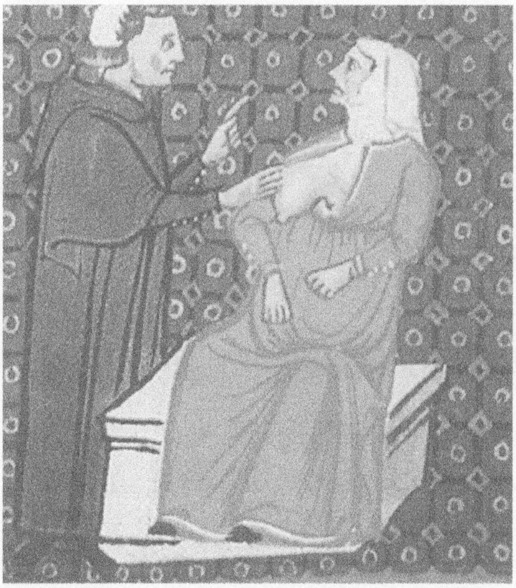

Médico trata uma mulher com cancro da mama. Os compêndios conheciam bem a doença e as mastectomias não eram desconhecidas...

Como se disse já, não é fácil detetar personalidades cancerosas, já que as designações dos médicos desses tempos são, amiúde, indecifráveis, mais parecendo saídas de um tratado de lirismo que de um manual de medicina. Provavelmente o rei Filipe I de Portugal (Filipe II de Espanha) morreu de cancro.

Embora fossem estrangeiras, estão particularmente bem documentadas as mortes da rainha espanhola Isabel, *a Católica* (1451–1504) e da rainha inglesa Maria I (1516–1558) que pereceram de cancro no útero, tal como da rainha francesa Ana de Áustria (1601–1666), que pereceu com um cancro na mama. Este derradeiro caso está descrito ao pormenor no livro *As Doenças Têm História*, que referimos na bibliografia, o que pode dar uma boa — embora trágica — visão do estoico padecimento da rainha e da impotência dos seus médicos.

Doenças de cariz sexual e reprodutivo

Escusado será dizer que também as doenças sexualmente transmissíveis eram companheiras inseparáveis destas gentes, com exceção da sida. Uma dessas doenças está, de resto, associada à Expansão: a sífilis. De acordo com o que se sabe, teria sido uma exportação do Novo Mundo para a Europa, tendo começado a chegar nos navios de Colombo, no final do século XV. Há quem diga que foi a «vingança» dos povos pré-colombianos... Na Europa recebeu vários nomes: os Alemães chamavam-na de «doença francesa», os Franceses de «doença italiana», os Holandeses de «doença espanhola», os Russos de «doença polaca», os Turcos de «doença cristã». Enfim, rivalidades; afinal todos a tinham, mas a culpa era sempre do vizinho...

Seja como for, foi um espectro que assolou o continente até ao século XX, tendo pelo caminho vitimado muita gente, como, segundo se crê, os nossos D. Pedro II — no século XVIII — e D. Luís — já no século XIX. Há quem afirme que o famoso monarca inglês Henrique VIII (o das seis mulheres) teria sífilis.

FIGURA 1.13

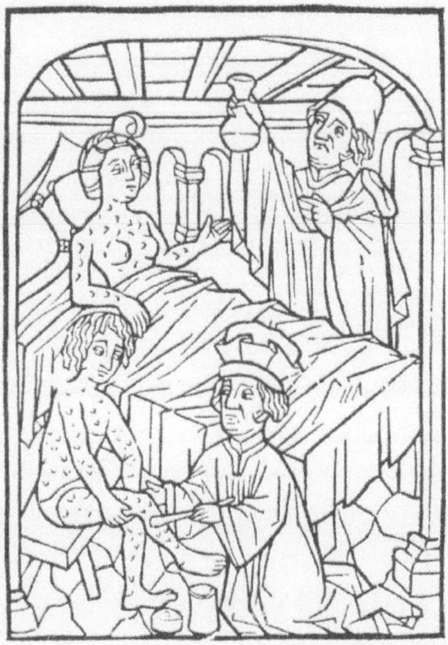

A mais antiga representação da sífilis (Tratado vienense de 1498).

Entre as doenças ou as disfunções sexuais, podemos ainda referir a impotência, que afetou o nosso D. Afonso VI (1643–1683), bem como o rei de Castela Henrique IV (1425–1474) — cujo cognome era precisamente *o Impotente* —, tal como provavelmente Carlos II de Espanha (1661–1700) e Henrique VIII, de Inglaterra (1491–1547). Naturalmente, não havia terapias. Um caso curioso terá ocorrido com o nosso rei D. João V (1689–1750), conhecido pelas suas várias amantes, como a famosa freira Madre Paula. No outono da sua vida, os sinais de cansaço do organismo régio terão começado a verificar-se, embora o monarca continuasse a manter a libido usual. Para corresponder à sua vontade quando a sua virilidade começava a hesitar, os médicos Curvo Semedo e Jacques de Magalhães começaram a dar-lhe o soluto alcalino do *Ambarum griseum* (essência de âmbar). Desconhece-se a eficácia da coisa, mas o facto de, em 1742, o rei ter tido um AVC terá colocado fim aos seus devaneios íntimos e os estimulantes deixaram de ser aplicados.

Uma outra doença que perturbava inúmeros casais, sobretudo aqueles sobre quem pendia com mais força a questão de gerar herdeiros, era a infertilidade. Nas famílias reais era coisa séria. Uma das funções dos monarcas era a de gerar sucessores que garantissem a continuidade da linhagem e a estabilidade da governação, pelo que, quando o tempo passava e do real casal nada surgia, era um bico de obra. As páginas iniciais do *Memorial do Convento* descrevem exemplarmente o problema que afetou os primeiros anos do matrimónio de D. João V e da rainha Maria Ana de Áustria. A ansiedade teria levado o monarca, aliás, à promessa de erguer um convento em Mafra, se a rainha engravidasse, o que, diga-se, é uma lenda. Mas as páginas iniciais desse romance também nos recordam outra coisa importante: as causas de infertilidade eram geralmente imputáveis à mulher. Por ser curioso, diga-se que também era imputado à mulher o sexo do feto, o que se sabe há muito ser falso...

Todavia, entre os hipocráticos, as causas de infertilidade — apesar de o senso comum focar «a culpa» na mulher — eram repartidas pelo casal. Num tratado de Aristóteles (*História dos Animais* — livro X), pode ler-se, logo no início: «A causa do fracasso reprodutor de um homem e de uma mulher que tenham dormido juntos reside por vezes em ambos e por vezes apenas num deles...»

Bem mais tarde, já no final do século XVI e dealbar do XVII, alguns médicos, como o inglês Philip Barrough e o português Rodrigo de Castro, retomaram a ideia de que as causas da infertilidade também podiam residir no homem, sobretudo se o seu sémen fosse demasiado frio ou demasiado quente, se o seu pénis fosse muito curto ou se a sua dieta fosse desregrada. A obra de Rodrigo Castro, datada de 1603, *De Universa Mulierum Medicina* (*Tratado Completo de Medicina das Mulheres*), foi, aliás, uma das primeiras obras de ginecologia da tradição europeia. De qualquer modo, nenhuma terapia resultava, pelo que os estudos se limitavam a apontar — muitas vezes, de modo erróneo — as causas do problema.

Enfim, o leque de doenças que vitimaram os Portugueses e os demais europeus nos séculos dos Descobrimentos é essencialmente o mesmo de hoje, ainda que muitas sejam hoje apenas residuais ou estejam debeladas graças aos avanços médicos e às vacinas. Claro que peste, lepra ou escorbuto serão aquelas que mais nos chegam à mente, mas seria incorreto esquecermos todas as outras. Afinal, até de uma cárie dentária ou de uma mal sarada ferida provocada por um prego ferrugento se podia morrer. O pai de D. Sebastião — D. João Manuel — finou-se em 1554, segundo se crê, de diabetes; de difteria pereceu, em 1859, a rainha D. Estefânia; de nefrite terá morrido D. João II em 1495; de trombose, morreram D. João III, em 1557, e D. José em 1777; Filipe I de Portugal entregou a alma ao Criador em 1598, fruto de uma fatal mistura de várias doenças, em que se incluía gota, artroses, febres terçãs, abcessos e hidropisia, embora a hipótese de cancro seja dominante, como já se disse; já D. João IV foi vitimado, em 1656, por uma litíase vesical.

Destas doenças todos morriam por igual, fossem príncipes ou marinheiros, tendeiras ou infantas, pastores ou mercadores, escravas ou boticários, como se a morte, no seu triunfo, nos quisesse lembrar a todos quão democrática é. A tudo isso os médicos assistiam, esforçados mas pouco competentes, sem sequer terem a verdadeira noção do que desconheciam.

Outras doenças

Depois, as outras...

As outras doenças afetavam as pessoas destes tempos com a mesma virulência de hoje. Bem, com a mesma virulência não. Por razões que neste momento já sabemos, estas doenças afetavam e matavam muito mais do que hoje.

Este breve rol que se segue, e no qual falaremos de algumas dessas doenças, da forma como eram vistas e de algumas personalidades que delas padeceram, serve também para contrariar a ideia absurda de que «antigamente» as pessoas tinham uma vida mais saudável porque viviam mais «naturalmente» e não estavam «encharcadas de medicamentos e de vacinas». Uma ideia, enfim, que seria risível, se não alimentasse tantos negócios de supostas terapias «diferentes» e *new age*, por vezes com as consequências que se sabe.

As afeções do foro nervoso e/ou mental tinham uma certa carga negativa. Não sendo necessariamente verdade que estas gentes viam em qualquer ataque epilético ou em qualquer distúrbio psicológico um infamante sinal de possessão demoníaca — como às vezes Hollywood explora —, é, contudo, realista supor-se que havia nessas doenças uma carga intimidante que ainda hoje se não dissipou por completo. Mesmo neste século XXI, em que os enormes saltos científicos caminham a par com a mais disparatada irracionalidade, não é ainda com algum pudor que confessamos, por exemplo, padecer de epilepsia ou que consultamos um psiquiatra?

Quando mais atrás falámos da desgraça que atingiu a prole do rei D. João III e da rainha D. Catarina — dissemos, recorde-se, que dos seus nove filhos apenas um ultrapassou os 20 anos —, não dissemos, todavia, que os estudiosos estão convencidos de que muitas das afeções que afligiram aquelas crianças tinham que ver com a epilepsia. Mas a epilepsia raramente é mortal. Por isso, os seus filhos Beatriz, Manuel, Dinis e António, cujas mortes são atribuídas à epilepsia, terão provavelmente falecido durante convulsões mais acentuadas que lhes poderão ter causado falhas respiratórias ou súbitos problemas cardíacos. É comum estes casos fatais ocorrerem durante o sono. Estes infantes tinham entre um e quatro anos. Os historiadores referem que este grave problema no régio casal poderá ter que ver com a consanguinidade comum nas famílias reais e na alta aristocracia europeia. É provável. Sabemos que o grau de parentesco nas casas reais era alto e que deixou marcas, de que o acentuado prognatismo mandibular dos Habsburgos é um bom exemplo (vejam-se os retratos de Filipe III de Portugal, de Carlos II de Espanha ou do imperador Carlos V I de Espanha).

Mas deixemos a questão das doenças possivelmente causadas pela consanguinidade, que isso levar-nos-ia mais longe do que aqui desejamos ir.

As ideias prevalecentes na Idade Média e na Idade Moderna relativas à epilepsia tinham as suas origens, como não podia deixar de ser, nos pensadores clássicos, embora os gregos tivessem ideias antagónicas. Aristóteles propunha a noção de que as doenças do sono e a epilepsia tinham a mesma raiz, isto é, ambas derivavam de alguns alimentos cujos vapores podiam «subir» e depositar-se nas veias. Já Hipócrates defendia a ideia de que a doença era do foro cerebral, rejeitando a influência de espíritos, ao mesmo tempo que propunha a influência do fator hereditário. Os Romanos, com Apuleio (século I) à cabeça, compreenderam que as convulsões eram (ou podiam ser) desencadeadas por certos estímulos específicos.

Entretanto, popularizou-se o estigma da influência de «espíritos», já que a causa inerente às convulsões permanecia desconhecida, claro. O facto de esta doença ser também conhecida pela designação hipocrática de Doença Sagrada permite perceber a arcaica associação entre a epilepsia e a espiritualidade, uma vez que se considerava a doença associada aos génios e às divindades. Talvez por isso os gregos pensassem que algumas personagens mitológicas eram epiléticas, como Hércules ou Ajax. De qualquer modo, grandes figuras clássicas como Júlio César, Aníbal, Pitágoras, Aristóteles, Sócrates e Alexandre, *o Grande*, seriam-no (não há certezas nos dois últimos). Uma plêiade de homens ilustres. Mas convém não embandeirar em arco, que também o imperador Calígula o foi, e era um safado...

Entretanto, já da época que aqui nos traz, é possível que também Martinho Lutero, Leonardo da Vinci, Miguel Ângelo e Dante padecessem do mal. Convém, contudo, referir estes nomes antigos com cautela, pois os especialistas fizeram diagnósticos posteriores baseados em fontes frágeis, sendo igualmente muito possível que tal diagnóstico seja exagerado e estas personalidades padecessem apenas de perturbações meramente associadas.

Entre nós, não foram apenas alguns dos filhos de D. João III a sofrer da dita Doença Sagrada. Mais tarde, D. Pedro IV foi comprovadamente epilético.

FIGURA 1.14

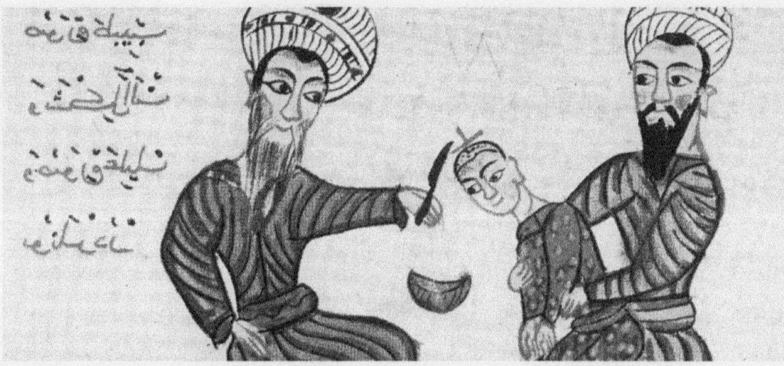

Num tratado otomano de 1456, propõe-se uma trepanação para aliviar doenças do foro nervoso...

Também a depressão era conhecida desde a mais remota Antiguidade, sendo tratada entre os Clássicos. Uma vez mais, os Gregos tinham ideias divergentes. Alguns viam-na associada a espíritos, outros viam-na com causas meramente biológicas. Hipócrates, que a crismou de *melancholia*, via-a como um desarranjo dos humores, claro, mais especificamente como um excesso de bílis negra no baço. Já o romano Cícero defendia a origem psicológica.

Essas noções díspares permaneceram, até ao século XVII, associadas, ocasionalmente, ao estigma da possessão por espíritos. Todavia, convém não enfatizar demasiado esta ideia da «possessão», por dar uma ideia exagerada da forma de ver as maleitas nervosas ou mentais na Idade Média e Moderna. O caso exemplar que mais à frente relatamos demonstra que a visão quatrocentista, quinhentista e seiscentista da depressão (como da epilepsia e afins) estava longe de se esgotar ou limitar na mera superstição. O século XVII começou a olhar para a depressão como sendo causada por questões sociais e/ou psicológicas, embora mesmo na chamada Época das Luzes (século XVIII) se associasse, com algum preconceito, a depressão a fraquezas de carácter.

O caso mais bem documentado de depressão para este período é o do nosso rei D. Duarte (1391–1438). Corria o ano de 1413, tinha o príncipe 22 anos, quando começou a desempenhar funções governativas, associado ao seu pai, o rei D. João I. A partir desse momento, talvez pressionado por si mesmo ou por alheios, talvez devido ao *stress* ou ao excesso de trabalho, o que é um facto é que D. Duarte entrou em depressão. Mais tarde, no seu livro *Leal Conselheiro*, uma obra sobre ética e moral escrita nos derradeiros anos da sua vida, o monarca descreverá os sintomas e a terapia que utilizou para se sarar, numa época em que a medicina era, como se viu, vã.

O seu caso é descrito num capítulo do *Leal Conselheiro*: *Da maneira que fui doente do humor merencorico e dele guareci* (*Da maneira que fui doente do humor melancólico e dele me curei*).

A sua intenção é, como o próprio diz, auxiliar as pessoas, sobretudo as mais humildes, que sentem igual problema, pessoas que se sentirão tristes e perdidas, e que, no seu sofrimento e na sua solidão, creem ser as mais desgraçadas do mundo. Um nobre propósito, que prova o que o bom senso nos diz: este problema afetava muitos, ontem como hoje. Bem, um propósito um pouco utópico, diga-se. A esmagadora maioria das «gentes comuns» não sabia ler, nem tinha acesso a estas obras, sobretudo antes da criação da tipografia.

> Por quanto sei que muitos foram, são e ao diante serão tocados deste pecado de tristeza que procede da vontade desconcertada, que ao presente se chama em mais dos casos doença de humor merencórico, do qual dizem os físicos que vem de muitas maneiras por fundamentos e sentidos desvairados, mais de três anos fui desse mal mui sentido, e por especial mercê de nosso senhor deus acabei por ter perfeita saúde.
>
> (*Leal Conselheiro*, Capítulo XIX)

FIGURA 1.15

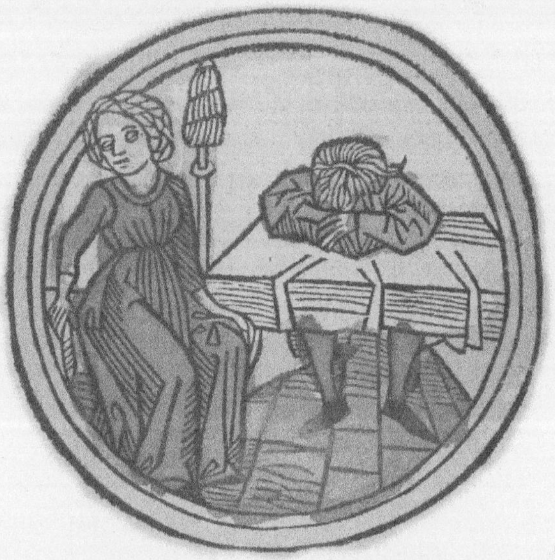

Gravura quatrocentista representando um doente de «melancolia» (depressão).

Segundo D. Duarte, o problema terá começado quando, atirado de uma pacata vida de infante para as mais altas responsabilidades do Estado e da *Res Publica*, iniciou uma vida de trabalho esgotante em jornadas de mais de 12 horas diárias, com pouco repouso (só não trabalhava ao domingo) e com o medo permanente de desiludir o pai (D. João I) e os seus irmãos (os príncipes D. Pedro e D. Henrique). Cada vez mais absorto no trabalho, o infante terá deixado de se divertir e de praticar equitação, que era um dos seus mimos favoritos. Numa constante fuga em frente, mergulhou cada vez mais nos relatórios, no trabalho administrativo, na burocracia, o que lhe causou insónias, tristeza e cansaço crónico. Curiosamente, narra D. Duarte que, por essa altura, começou a ter medo da morte e das tão comuns pestes — o que é uma infeliz coincidência, pois morreria precisamente disso...

> Esta vida continuei até à Páscoa, quebrando tanto a minha vontade que já não sentia algum prazer me chegar ao coração da maneira que antes fazia. E pensava que aquilo era da mudança da idade, e que tal comum a todos. Porém, disso me não curava, que aceitei com grande pena não poder no coração sentir algum sentimento de boa satisfação...
>
> (*Leal Conselheiro*, Capítulo XIX)

Apenas alguns médicos se terão apercebido da «tristeza» do infante. Note-se que, à época dos factos, Duarte ainda era solteiro. A terapia proposta pelos seus médicos incluía diversão, mulheres e vinho, uma terapia que não parece desprovida de sentido, assentando num evidente bom senso. Seja como for, ignorando os «medicamentos» prescritos, D. Duarte refugiou-se na fé, o que também não é desprovido de sentido, sobretudo numa época em que a religião era vivida de forma tão omnipresente. Contudo, a morte da mãe em 1415, que atrás relatámos, atirou-o de novo para o fundo do poço. D. Filipa morreu de peste, relembre-se. Não é difícil supor como isso o terá afetado.

Mas 1415 foi também o ano em que, devagar, o infante começou a recuperar. Pelejou em Ceuta ao lado do pai e dos irmãos, recomeçou a tomar algum gosto pela vida e pelas folganças. Lentamente, começou a tomar cada vez mais consciência do seu mal, começou a antecipar os sintomas e a combatê-los. Quando pressentia um certo «gastamento do coração» (bela expressão), tomava «as pirollas comuns» dos médicos e bebia algum vinho. Aprendeu assim a não se descompensar. Se num dia comia menos, vingava-se no dia seguinte; se numa noite dormia mal, dormia uma sesta na tarde posterior; se se sentia demasiado preocupado, distraía-se na caça e em festanças. E quando, enfim, se sentisse melhor, retomava o trabalho.

> E ao presente, graças a Deus, eu me tenho em geral por mais alegre do que era [...]. E assim, considerando o bem da vantagem

> que sinto desta temperança e força, me tenha na conta acima dita, o que vos escrevo por acrescentar esperança aos que são tentados de tristeza geral, a qual é o fundamento de sua cura e saúde.
>
> (*Leal Conselheiro*, Capítulo XIX)

Todavia, quando em 1433 tem de subir ao trono após a morte de seu pai, a depressão ataca-o de novo. Recai num «espantoso pranto», os mais íntimos acham-no inerte, indiferente, abúlico. O seu confessor anima-o, o médico aconselha-o até a adiar a coroação. Subirá ao trono na hora aprazada, porém, sempre possuído por um enorme medo de desiludir e por um arreigado espírito de missão.

O seu reinado foi curto e infeliz, um pouco à imagem do homem. A derrota militar de Tânger e a consequente prisão em Marrocos do irmão D. Fernando só terão agravado a doença. Os velhos fantasmas regressavam... Com o problema de Tânger ainda pendente e a dividir a corte, D. Duarte contraiu peste, de que morreria. No final, a depressão morreu com ele, se é que não contribuiu, à sua maneira, para tal desenlace...

Entretanto, duas conclusões curiosas ressaltam deste caso.

A primeira advém do facto de sabermos que o *Leal Conselheiro* foi redigido por insistência da sua esposa, a rainha D. Leonor de Aragão, que o instou a recolher anotações escritas ao longo da vida e a compilá-las num tratado. Ora talvez estejamos a especular, mas parece que a sensata senhora perceberia a importância deste tipo de atividades (neste caso, a escrita) e da ocupação física e mental daí decorrentes, como uma sã terapia. Uma sã terapia ocupacional *avant la lettre*...

A segunda é que a ideia de que são exagerados os estigmas associados às doenças nervosas e mentais nestes séculos parece aqui provada. Se fosse ideia geral que tais afeções tinham na origem possessões «diabólicas», nunca um rei de Portugal confessaria publicamente sofrer de tal problema.

Na verdade, outras personalidades importantes deste tempo apresentaram igualmente perturbações evidentes do foro psiquiátrico. Entre nós, talvez o caso mais evidente tenha sido o do rei D. Pedro I, pai dos reis

D. Fernando e D. João I. Recebeu o cognome de *o Cru*, ou *o Justiceiro*, devido a um sentido apurado da justiça que, por vezes, executava com as suas próprias mãos. Isto é, porém, uma maneira de dizer as coisas. É hoje opinião consensual que o monarca apresentava notórias perturbações mentais, que nem aos seus contemporâneos terão passado despercebidas. O seu sentido de justiça é considerado exagerado pelos cronistas, neste caso, por Fernão Lopes, que na sua *Crónica de D. Pedro I* revela, de forma mais ou menos entrelinhada, os exageros régios e o prazer sádico que o rei retirava da sua aplicação. Júlio Dantas (sim, o alvo do «Manifesto Anti-Dantas», de Almada Negreiros), que além de escritor era médico, não foi meigo no diagnóstico do monarca, numa palestra que deu em 1923. Segundo Dantas, D. Pedro seria um epilético com uma riquíssima sintomatologia mórbida enquadrada num quadro de irritabilidade anormal, irascibilidade, convulsões, cóleras explosivas, paixões exaltadas e violentas, impulsos com carácter de rapto, crueldade, sadismo, hiperestesia genital, tendências homossexuais, representações obsidiantes, perversões de ideação, hipocrisia, mentira, tenacidade, impulsão motriz excessiva, agitação, vagabundagem, possivelmente alucinações, terrores noturnos, enfim «o quadro psíquico da epilepsia na sua mais opulenta expressão». Bom, é um diagnóstico típico do seu tempo, confundindo traços de personalidade (sadismo, crueldade, tenacidade, hipocrisia, mentira) com supostas maleitas sociais (vagabundagem) com alegados problemas neurológicos (epilepsia) e com questões psiquiátricas (terrores noturnos, alucinações), ao mesmo tempo que considera a homossexualidade como um sintoma doentio. E tudo ligado à epilepsia, ligação, de resto, hoje tida como errada. Mas diz-nos muito, ainda assim, dos problemas mentais e nervosos de um monarca que gerou o rei seminal da nossa Expansão.

Lá por fora, muitas outras figuras importantes tiveram a sua quota-parte de problemas mentais, com os reflexos comportamentais que daí advêm. Problemas tanto mais sérios quanto mais poderosos eram os seus detentores — como o caso dos reis — e menor margem tinham os conselheiros para os inibir. Entre outros, temos o caso do rei de França, Carlos VI, contemporâneo de D. Pedro I, a quem foi diagnosticada esquizofrenia paranoide, doença que o levava a comportamentos oscilando entre o bizarro e o homicida. Tinha acentuada atividade delirante de cariz persecutório (dizia-se mortalmente ameaçado pelos seus inimigos) e delírios de grandeza (dizia ser o próprio São Jorge, insistindo para que o brasão da família fosse redesenhado em conformidade). Ao mesmo tempo, não reconhecia a esposa (Isabel da Baviera) nem os seus doze filhos legítimos, desprezando a sua falta de higiene pessoal, recusando-se a tomar banho e sendo visto, frequentemente, a correr nu pelo palácio. Por vezes ameaçava matar quem lhe tocasse, pois garantia ser feito de vidro, o que coloca a hipótese de alterações sensoriais e de perceção.

Há também o conhecido caso de Joana, *a Louca*, rainha de Castela, Leão e Aragão (1479–1555), cuja doidice a levou a não se separar do caixão do marido durante meses, liderando uma bizarra procissão noturna que, entre 1506 e 1507, percorreu meia Espanha. Também ela negligenciaria a sua higiene pessoal. Haveria alguma carga hereditária na sua loucura, pois já a mãe, a princesa portuguesa Isabel de Portugal (esposa de João II, rei de Castela), sofrera de depressão e de perturbações mentais que alguns historiadores associam a esquizofrenia. Além destes interessantes casos, sabemos que Filipe III de Portugal (IV de Espanha) padeceu de neurastenia, doença que acabaria por vitimá-lo.

Isto leva-nos a dizer, uma vez mais, que as afeções neurológicas e mentais não sofriam o tremendo opróbrio social e religioso que tantas vezes associamos a estas épocas, sendo exagerada a ideia de que os afetados eram perseguidos como possessos e alvo de exorcismos e outras «terapias» violentas. Decerto haveria preconceito em relação a estas maleitas (como hoje ainda há), mas a ideia de uma perseguição recorrente contra estes doentes com a forquilha numa mão e a cruz na outra é exagerada. As caricaturas que exibem médicos a extrair a imaginária «pedra da loucura» da cabeça dos doentes são mais uma sátira que a exibição de um tratamento real.

FIGURA 1.16

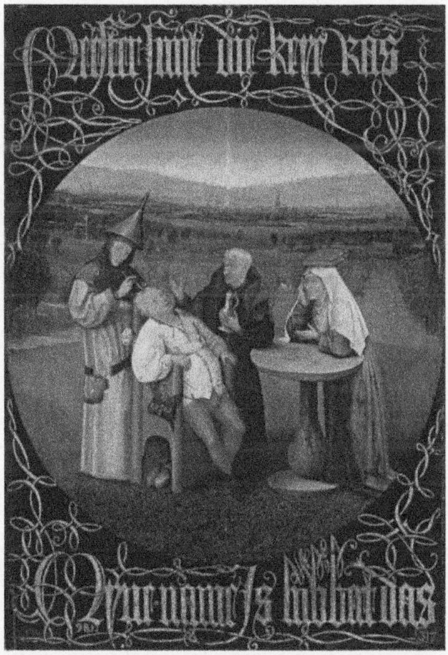

Extração da pedra da loucura (Hieronymus Bosch, c. 1480). Basta observar os assistentes, para se constatar que se trata de uma paródia...

Enfim, ontem como hoje, as mesmas doenças, físicas ou mentais//neurológicas.

Como a disenteria, que vitimaria mortalmente a imperatriz do Sacro--Império Romano-Germânico, Leonor de Portugal, em 1467, com apenas 32 anos. A disenteria era, de resto, uma fiel companheira desta gente, já que as bactérias causadoras da doença campeavam livremente por todo o lado, desde as águas estagnadas de que tantos se serviam no estio (à falta de melhor), até às fezes acumuladas pela falta de higiene e de condições, passando pelos alimentos mal lavados, ou lavados em má água. Tal como Leonor de Portugal, de disenteria morreram o filósofo holandês Erasmo de Roterdão, em 1536, o almirante inglês Francis Drake, em 1596, e muitos reis de Inglaterra, França ou do Império Bizantino (para só falar da Europa).

Também a varíola provocou, ao longo dos tempos, epidemias temíveis. Suspeita-se que a grande mortandade que dizimou Atenas em 430 a. C., em plena Guerra do Peloponeso, se deveu à varíola. Há registos associados à varíola em tempos igualmente recuados no Médio Oriente, na Índia, no Japão e na China. Na Europa medieval e nos séculos da Expansão, vários foram os surtos, matando milhares de pessoas todos os anos. A Expansão, aliás, propiciou a disseminação da varíola em zonas onde não existia, como as Américas e a África. Para as Américas, terá sido levada pelos Espanhóis, contribuindo para o morticínio dos Astecas. Em contrapartida, o advento da varíola em África, nomeadamente em Angola, terá sido causado pelos Portugueses, nos finais do século XV. Historiadores há que referem taxas de mortalidade entre populações indígenas a rondar os 90 %, sobretudo nas Américas, o que dispensa comentários. Existem suspeitas que alguns colonizadores, nomeadamente Espanhóis e Ingleses, se serviram da varíola como arma biológica ao serviço da conquista, dando aos nativos cobertores que sabiam estar infetados. De varíola morreu em 1646, aos 16 anos, o príncipe Baltasar Carlos de Espanha. Era filho de Filipe II de Portugal, por isso, num breve período, foi herdeiro do trono português... Além dele, por cá morreu também de varíola a princesa Isabel Luísa, em 1690, com 21 anos. Era filha do rei D. Pedro II e, entre 1688 e 1689, foi também a herdeira do trono nacional, até ao nascimento de seu irmão, futuro João V.

Temos também a tuberculose (tísica) que vitimou o rei D. Fernando, em 1383 (foi a sua morte que acabaria por levar ao trono, por via revolucionária, o seu meio-irmão, D. João I), bem como a rainha D. Isabel (1470–1498), esposa de D. Manuel, que os documentos coevos referem ter-se finado de uma *eteguidade*, agravada pelo parto do infante D. Miguel. A tuberculose era conhecida desde os mais antigos tempos pré-clássicos e clássicos. Hipócrates associa, corretamente, a doença aos pulmões, o que não adianta muito, já que não havia hipótese de qualquer terapia. Ainda na Grécia, a doença era considerada como infeciosa, e Aristóteles considerou-a contagiosa. Mais tarde, Galeno recomendará o consumo de leite fresco, ar puro e viagens marítimas. Se calhar, seria a mesma recomendação que dariam ao «catarrão», como então chamavam à bronquite...

Na Idade Média, é descoberta a tuberculose ganglionar (escrofulose), doença que receberia o nome de «mal régio» por se julgar associada aos monarcas franceses e ingleses. Coisa chique, pois... Talvez por isso se tenha acreditado durante anos que o simples toque dos reis de França e de Inglaterra podia sarar os escrofulosos. Eram os chamados *Reis Taumaturgos*, a quem se atribuíam poderes sobrenaturais. Em Inglaterra essa tola terapia tátil continuaria até 1714; em França até 1825. Desconhecemos os resultados, mas permitimo-nos um certo ceticismo. Seja como for, a tuberculose prosseguiu até aos nossos dias, só começando a ser eficazmente debelada no século passado.

FIGURA 1.17

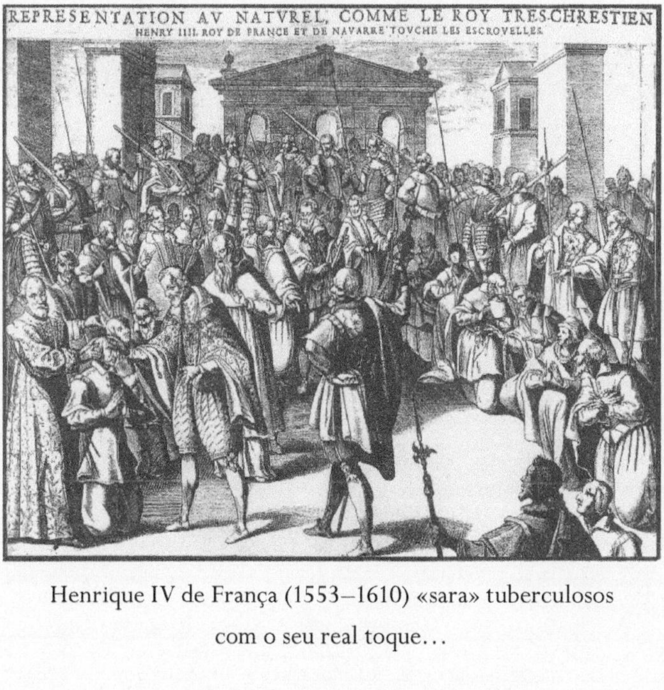
REPRESENTATION AV NATVREL, COMME LE ROY TRES-CHRESTIEN
HENRY IIII. ROY DE FRANCE ET DE NAVARRE TOVCHE LES ESCROVELLES

Henrique IV de França (1553–1610) «sara» tuberculosos com o seu real toque...

Depois, temos o tifo. Curiosamente, o primeiro registo de tifo é próximo de nós e já dentro do período da Expansão. Estamos a falar da guerra que os Reis Católicos — Fernando de Aragão e Isabel de Castela — moveram ao rei mouro de Granada, no final do século XV. Durante o cerco à cidade de Baza (Andaluzia), cerca de dez mil soldados morreram da doença. Claro que as aglomerações humanas em débeis condições de higiene e em espaços confinados (como campanhas militares ou prisões) propiciavam a sua difusão. De igual modo, alguns excessos religiosos potenciavam esta (e outras) doenças. Ao usarem sempre o mesmo hábito e as mesmas roupas como prova de desprendimento dos bens materiais e como testemunho de sacrifício por suportarem a acumulação de insetos nas vestes, quantos religiosos(as) não potenciaram o tifo e doenças associadas? De tifo morreu o nosso rei D. Pedro V, já no século XIX. Já a gota está um pouco por todo o lado, fruto do abuso do álcool, de carnes vermelhas ou de frutos do mar (por isso se associava, tanta vez, aos mais abastados) e de maleitas não diagnosticadas então, como a diabetes ou a hipertensão.

E o que dizer da raiva, doença que aterrorizou milhões de pessoas durante séculos? Conhecida em todos os continentes desde tempos antigos, a raiva era coisa temível, porque assaz mortal. Na Grécia, o médico Antaeus propunha uma beberagem feita à base da caveira de um enforcado. Desconhece-se a eficácia da mezinha, mas não deve ter sido muito grande, pois durante muito tempo o mais que se fazia era a cauterização da mordida causada pelo cão doente. Os mais crentes usavam como instrumento de cauterização uma cruz em brasa — ou outro objeto religioso — sobre a ferida.

FIGURA 1.18

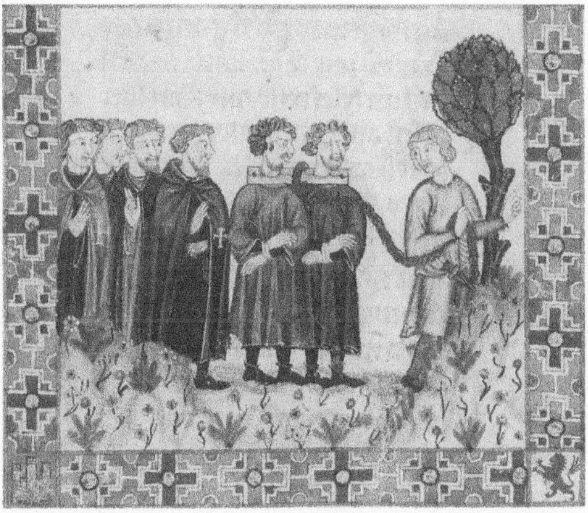

Doentes com raiva são amarrados para não causarem danos (século XV?).

A raiva continuou sem tratamento eficaz até ao século XIX — o poeta Edgar Allan Poe morreu de raiva em 1849. Em 1885, Pasteur descobriu a vacina. Muito após a época das grandes Descobertas marítimas que aqui nos traz. Descobertas marítimas que, de resto, contribuíram para a expansão desta doença, que foi levada da Europa para a América. Poe que o diga...

Mais uma vez se vê que as doenças que afetaram o nosso país e a Europa durante os Descobrimentos são as mesmas de hoje. Curiosamente, as afeções que, de alguma forma, podemos designar como, de facto, «típicas» do período em causa são-nos, amiúde, misteriosas e até inexplicáveis, fruto de descrições confusas onde o esotérico e o físico se cruzam, e onde a falta de rigor impera. Um exemplo é o chamado Mal de São Vito.

O Mal de São Vito foi uma doença do sistema nervoso que provocava uma atividade anormal nos doentes. De notar que, de acordo com os registos coevos, esses movimentos não eram desconexos e descoordenados, antes pareciam obedecer a uma certa lógica motora. Um exemplo do denominado Mal de São Vito são os surtos de coreomania que ocorreram ao longo dos séculos XI a XVII em várias regiões da Europa, sobretudo na Alsácia, na Lorena, nos Países Baixos, na Suíça e no oeste da Alemanha. Depois desse tempo, há registo de alguns surtos ocasionais em áreas remotas do planeta, mas nada que se compare...

Sem motivo aparente, o padecente do Mal de São Vito começava a dançar à toa e sem razão, manifestando sofrimento físico e rogando socorro, embora permanecesse imune a qualquer auxílio que lhe prestassem. As mais das vezes, essa coreomania alastrava a outros, que começavam também a dançar. Isto podia durar vários dias. No pior cenário, ao fim de várias horas e/ou dias, dezenas de pessoas podiam dançar numa vila ou cidade por «contágio», sem que nada as parasse. Inertes e sem outra vontade que não fosse prosseguir a dança, os padecentes começariam a dar sinais de exaustão física, sucumbindo ao cansaço ao fim de vários dias. Pensa-se que algumas lendas antigas — como a história do Flautista de Hamelin — se baseiam em surtos do Mal de São Vito. O caso mais documentado e mais dramático ocorreu em Estrasburgo em 1518 (na mesma altura em que os Portugueses erguem um forte em Ceilão), quando centenas de pessoas dançaram desalmadamente durante semanas na Praça de Catedral, imunes a todos os múltiplos esforços para os travar. Alguns registos apontam para cerca de quatrocentos dançarinos e algumas dezenas de mortos por exaustão, mas este derradeiro dado é questionável... A estranheza desta maleita, que inicialmente nos pode fazer sorrir, não se esgotava nas estranhas manifestações dos doentes. Em alguns casos, o surto só terminava através de cerimónias de cariz popular e religioso envolvendo estatuetas ou relíquias de São Vito (patrono dos dançarinos e dos epiléticos), cuja devoção era, sintomaticamente, muito comum naquelas zonas.

Não há explicações claras para esta maleita, que desapareceu quase por completo a partir do século XVII. Vários historiadores apontam para um fenómeno de histeria coletiva, fruto de alturas de crise extrema e de forte pressão psicológica em populações onde a crendice e a insegurança campeavam, e onde o culto a São Vito era grande. É verdade que há ainda quem atribua a causa ao famoso ergotismo, que é uma intoxicação causada pela ingestão de produtos contaminados pelo esporão-do-centeio, mas é uma tese pouco aceite. Note-se já agora — e foi por isso que aqui lhe fizemos referência — que o próprio ergotismo poderá ter causado vários surtos demenciais ao longo destes séculos, surtos potenciados pelo grande peso dos cereais na alimentação. Sabemos que existiram surtos de ergotismo desde o século IX, com incidência particular na Idade Média e na Idade Moderna. De notar que nas regiões em torno do Mediterrâneo, o Fogo de Santo António — como se lhe chamava — nunca teve a expressão que teve no Centro/Norte da Europa, devido ao facto de o centeio ser aqui menos cultivado e consumido.

1.5 GRAVIDEZ E PARTO

Como é evidente, nem a gravidez nem o parto são doenças. Logo, a sua inclusão neste capítulo poderá parecer excessiva. Mas como o caro leitor saberá já por esta altura, a gravidez era um período repleto de ameaças, da mesma forma que o parto era um momento perigoso. Na verdade, a gravidez e o parto matavam mais que muitas doenças.

Nas linhas que se seguem iremos abordar a forma como a gravidez e o parto eram encarados de um ponto de vista moral e clínico (as coisas estavam ligadas), quais eram as práticas higiénicas durante a gestação e quais os procedimentos no nascimento.

Curiosamente, para os teóricos destes séculos, cuja visão da gravidez e do parto estava profundamente marcada pelas posições da Igreja, a gravidez era, no fundo, vista como uma espécie de «mal necessário». Se por um lado as relações sexuais e a subsequente gravidez asseguravam a continuidade do género humano, conforme aos ditames bíblicos («Crescei e multiplicai-vos», Génesis, I: 28); por outro lado, o ato sexual estava associado ao pecado original que macula toda a criatura à nascença.

Divididos entre a idealização da virgindade (o casamento era tido como um estado inferior ao sacerdócio) e a necessidade de geração, a Igreja preocupou-se em enquadrar a sexualidade e a gravidez dentro de parâmetros bem estabelecidos.

Assim, o sexo devia ter sempre como fim único a reprodução, sendo de evitar (tanto quanto possível) o prazer físico daí decorrente. Vale isto por dizer que o casal devia ser comedido durante o ato, esquivando-se a carícias, a preliminares, a gestos, a atos, a posições ou a palavras que fossem direcionadas para a «mera» obtenção do prazer. Tudo o que não fosse essa «decência» soaria sempre a algo de animalesco, de impúdico e de obsceno. Permitimo-nos chamar a atenção para o belo livro de Gonzalo Torrente Ballester, *Crónica do Rei Pasmado*, do qual se fez um filme (*O Rei Pasmado*, de Imanol Uribe, 1992), que relata, num delicioso tom jocoso, a vã luta de frade para que um casal nobre tivesse relações íntimas sem sentir prazer nenhum, como condição necessária para a gravidez...

Como se depreende das linhas de cima, estavam interditas quaisquer práticas que impedissem «a semente masculina de entrar no vaso feminino para tal programado», segundo terminologia do tempo. Ou seja, práticas como a masturbação masculina, o sexo oral, anal ou intercrural estavam interditas... Da mesma forma, a homossexualidade masculina estava rigorosamente proibida (não tanto a feminina), vista não só como sendo antinatural, como sendo também um desperdício do «sagrado» esperma. Em suma, cada ser humano proviria do *coitu penis et cunni* e nada mais. Daí decorria, necessariamente, a estrita regulação da sexualidade, com os frequentes períodos de abstinência e castidade (durante as festividades cristãs, durante a menstruação, durante a gravidez, etc.), com as posições «certas» (a chamada «posição de missionário») e por aí fora.

Figura 1.19

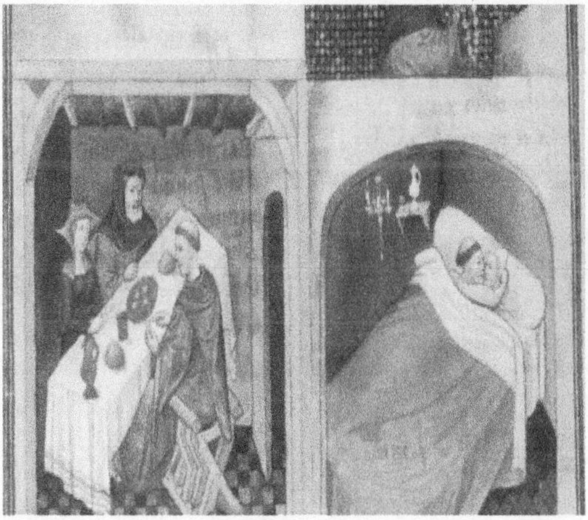

Gravura de finais do século XIV: um casal em posição missionário (gravura de uma edição do *Decameron*, de Boccaccio).

Todavia, como adiante veremos, mesmo estas interdições não eram uma coisa intocável...

Aliás, por ser curioso, ouçamos aqui uma voz discordante no que diz respeito a esta severa depreciação do prazer. Estamos a falar do médico Ambroise Paré (1510–1590), uma voz com a autoridade que lhe advinha de ser cirurgião de quatro reis de França. Paré acreditava que o prazer, sobretudo o feminino, era importante para a fecundação. O texto que se segue é uma delícia descritiva e até afetiva, mas dá-nos igualmente um vislumbre do que alguns especialistas viam como propiciador da fecundação:

> O homem, deitado com a sua companheira, deve afagá-la, titilá-la, acariciá-la e excitá-la [...]. [Deverá] beijá-la, falando-lhe ao coração, ao mesmo tempo que manipula os seus órgãos genitais e os mamilos, para que ela seja estimulada e titilada, levando-a a excitar-se [...] que é quando o seu útero se agita, a fim de que ela

> ganhe vontade e apetite de coabitar e fazer uma pequena criatura de Deus. Isto porque nenhuma mulher reage a este jogo tão rapidamente como um homem. [...] Quando as duas sementes forem lançadas, o homem não deve desligar-se rapidamente, para que o ar não entre no útero e não altere as sementes e para que elas se misturem uma com a outra. Depois de o homem se ter afastado, a mulher deve manter-se sossegada, cruzando e juntando as nádegas e as pernas, mantendo-as levemente alteadas, [para que] a semente não escorra para fora. Pelas mesmas razões é importante que ela não fale, não tussa e não espirre.

Decerto que, por vezes, com mais ou menos «titilações», a gravidez não ocorria. Em desespero, podiam as mulheres recorrer a todo um arsenal de mezinhas propiciatórias, a rezas e ladainhas passadas de geração em geração, tal como podiam ir em peregrinação a locais benfazejos. Decerto que a Igreja não se oporia a uma boa peregrinação, tal como não se oporia ao recurso à medicina. O próprio papa João XXI, o português Pedro Hispano, publicou no século XIII um tratado médico para os mais humildes que não tinham meios para recorrer aos físicos (embora esse recurso pouco adiantasse). Assim, no seu *Tesouro dos Pobres*, Pedro Hispano dá uma receita para favorecer a gravidez...

> Fervam-se em azeite eufórbico bagas de loureiro, eruca e raiz de satirião triturados, de modo que fique um unguento. Untem-se as partes genitais e os rins. O unguento excita imenso o poder de gerar.

Se é verdade que o século XIII está longe da nossa época de estudo, não devemos descartar esta «receita» nem o livro em que se insere. Os tratados médicos destes séculos tinham uma validade muito prolongada, como se vê pelo facto de os tratados gregos e latinos terem sido usados até à Idade Moderna.

Se bem que não caiba neste livro, é evidente que nos perguntamos até que ponto foram estas recomendações seguidas pelos casais. Não há dados nem certezas, mas diz-nos o senso comum que, dentro de portas, dentro da cama, o casal dar-se-ia a iniciativas e a práticas do foro exclusivo da sua intimidade, olvidando, provavelmente, as interdições da Igreja, muitas das quais, aliás, lhe seriam desconhecidas. O elevado número de gravidezes extraconjugais, de bastarditos(as), de julgamentos por homossexualidade, de crianças entregues nas rodas dos mosteiros ou até mortas à nascença aí estão para testemunhar que uma coisa é o que diz a lei, outra coisa é o que se faz. Se já é assim no geral, imagine-se então o que é regulamentar práticas afetivas... Por isso, não convirá levar estas recomendações muito ao pé da letra.

Estas linhas prévias podem parecer excessivas, mas leve-se em conta que tiveram implicações médicas. Quando alguns tratados declaravam, por exemplo, que «o sexo durante a menstruação gerava crianças leprosas ou até ruivas» (?), podemos concluir que a medicina e a ciência, de um modo geral, mais não fizeram — e fazem — que reproduzir «cientificamente» os paradigmas mentais e ideológicos do seu tempo.

Feito este introito à visão predominante da sexualidade e da gravidez, passemos às coisas do foro clínico. Como era vista a reprodução? A base do pensamento sobre a conceção provinha de Hipócrates e do seu livro *A Geração*. Mais tarde, Galeno retomou a explicação na sua obra *Da Utilidade das Partes do Corpo*. Ali estava tudo, e tudo era como ali estava, e ponto final. Assim foi durante séculos... E o que diziam Hipócrates e Galeno?

O primeiro defendia que a fecundação e a criação do embrião decorriam da união de duas sementes, a masculina e a feminina, ambas ejaculadas para a matriz (útero) durante o coito. Galeno, retomando esta tese, admitia que a mulher também produzia esperma nos seus «testículos» (era assim que ele apelidava os ovários). Todavia, o suposto esperma feminino era menos perfeito do que o masculino, servindo sobretudo para alimentar este. Mas onde se gerava o esperma? Para alguns gregos, como

Platão, era no cérebro dos homens. Daí descia pela espinal-medula até aos testículos, que mais não eram que simples depósitos. Outros, como Demócrito, criam que todas as partes do corpo contribuíam para produzir a semente, tese que muitos médicos defenderam durante séculos, sendo disso exemplo o italiano Niccoló Massa, influente anatomista de quinhentos. Massa garantia que cada parte do corpo elaboraria um licor que, em conjunto, daria origem nos testículos à semente propriamente dita. Uma vez depositada no útero, cada licor da dita semente se dispersaria, para assegurar o desenvolvimento de cada órgão do feto.

Independentemente das eventuais discordâncias, foi parecer quase unânime até ao século XVIII que a mulher geraria o seu próprio esperma, tão determinante como o do homem. Como se pode perceber no texto seiscentista que se segue, para a formulação destas ideias em muito terá contribuído a observação da fermentação do pão e da cerveja:

> Sendo a semente muito fluida e produzida normalmente pela conjunção dos dois sexos, parece ser apenas uma mescla confusa de dois licores que, servindo de fermento um ao outro, se avivam de tal modo que algumas das suas partículas [...] se dilatam e pressionam as outras, dispondo-se elas assim pouco a pouco [...] para formar os membros. E, para tal, estes dois licores de modo nenhum precisam de ser muito diferentes, porque, como sucede com a massa velha que é capaz de fermentar a nova, e como acontece também com a espuma da cerveja que chega para servir de fermento a outra cerveja, é de crer que as sementes dos dois sexos, misturando-se, sirvam de fermento uma à outra...

Este texto é da autoria de Descartes, que, como filósofo, tem um lugar de destaque na cultura mundial. Já como fisiologista... Enfim, naqueles tempos, como se constata, as coisas médicas diziam respeito não só aos profissionais do ramo, mas também aos teólogos, aos astrólogos e aos filósofos. Mais holístico era impossível.

Desta forma explicada a fecundação — com o esperma masculino e o esperma feminino a desempenharem iguais papéis e a influenciarem-se mutuamente, qual levedura de cerveja ou fermento da panificação —, passemos à fase seguinte: o processo de gravidez. Mas cuidado! A mistura das duas sementes tinha de ser cuidadosa e bem feita. Por isso, era preciso, como Ambroise Paré dizia e todos concordavam, que a mulher estivesse quietinha e com as pernas alteadas após a ejaculação, pois a simples perda de um pouco de sémen faria com que a semente masculina ficasse diminuída em confronto com a semente feminina. Assim, a mistura daí resultante seria deficiente e o ser daí gerado sê-lo-ia também, pois um excesso de uma semente e a diminuição de outra produziria crianças deformadas. É impossível não detetar nesta tese a visão de um forno (o ventre) a «cozinhar» os ingredientes de um alimento (um pão, por exemplo), para o qual todos os ingredientes têm de estar em perfeito equilíbrio...

Ora, uma vez misturadas corretamente as duas sementes no útero, formava-se o feto. A carne desse feto chamava a si o sangue menstrual materno e, através do denominado «sopro ou fogo ou chama divina», se fazia um novo ser. No fundo, a verdadeira causa da procriação residia, em derradeira instância, em algo além do humano. Isto remetia para o divino, claro. Ou, como dizia no século XVII o médico inglês William Harvey:

> Como a faísca que salta do calhau ou o relâmpago que trespassa as nuvens inflamam os corpos, também a fecundação é obra de um instante [...] que se impregna no corpo feminino.

Ao contrário de Massa ou até de Descartes, Harvey tinha real autoridade na matéria. A ele se deve a descoberta e a correta descrição da circulação sanguínea. Mas nem esta luminária da medicina foi imune às conceções espiritualistas da fecundação.

Claro que, no seio do casal, havia uma pergunta recorrente que se punha (e que ainda se porá) no momento do coito: como fazer meninos ou meninas? No seio do casal é como quem diz, pois tal questão não passou ao lado dos médicos. Alguns autores clássicos (como Parménides) garantiam que no útero se travava uma luta entre a semente-macho e a semente-fêmea, sendo que a dominante imporia o sexo do feto. Outros (como Demócrito) afiançavam que o progenitor que desse a maior quantidade de esperma determinaria o género. Hipócrates e Galeno sugeriam que do testículo esquerdo saía a semente feminina e do testículo direito, a semente masculina. Até esta conceção não esconde um certo preconceito, pois o lado direito era sempre tido como superior ao esquerdo... Seja como for, alguns médicos recomendavam que, no momento da cópula, os homens que desejassem varões (era a maioria) deviam atar o testículo esquerdo. Outros físicos aconselham a mulher a deitar-se sobre o lado direito no momento da consumação, para gerar rapazes, o que, na prática, mandava a posição missionário — tão recomendada pelos teólogos — para as urtigas. Outra receita para propiciar meninos era alimentar os homens com alimentos fortificantes — à base de carnes vermelhas, por exemplo — para fortalecer a sua semente-macho, que assim ficaria mais «robusta, efervescente, espessa e espumosa, glutinosa, globulenta e muito viscosa». Ao contrário, as mães deviam fazer uma dieta debilitante à base de carnes brancas, caldinhos e lácteos. Outros imaginaram calendários propícios a este ou àquele género, assentes nos ciclos da lua...

Estas conceções vigoraram, com mais ou menos consenso, até ao século XVIII. Todavia, na segunda metade do século XVII dá-se um salto no estudo da fecundação com o aperfeiçoamento do microscópio. Em 1677, o naturalista holandês Anton van Leeuwenhoek, a quem muito se deve tal aperfeiçoamento, observou pela primeira vez — e com a surpresa que se deduz — os espermatozoides. Foi um espanto, um deslumbramento, um delírio de entusiasmo. Agora, podia-se ver o «licor viril» em direto e ao vivo, com os seus movimentos incessantes. Uma profícua literatura médica tomou de assalto a Europa (e Portugal, decerto), cada qual descrevendo aqueles minúsculos seres com palavras repletas de maravilhamento: *peixinhos buliçosos, cabeçudos, vermes espermáticos, animálculos, vermículos, infusórios, animalzinhos ínfimos, seres em miniatura, parasitas comensais, corpúsculos filamentosos*, enfim, a imaginação jorrava das curiosas mentes médicas.

A par do espanto, do deslumbramento e da fantasia lexical, muitas perguntas se impunham: um espermatozoide teria alma (o famoso filósofo alemão Leibniz disse que sim, mas apenas em potência)? Como podia um verme gerar uma pessoa? Havia animálculos machos e fêmeas? Sim, havia, segundo garantia Leeuwenhoek, pois tinha-os visto (saberá Deus como). Imaginaram-se lutas titânicas entre os milhões de vermículos para fecundar o ovo, saindo vencedor o mais forte e mais apto, o que seria bom, garantiam. Seria bom é como quem diz, pois se o *cabeçudo* vencedor saísse debilitado da dura contenda, poderia gerar-se um feto deformado... Se bem que essas descrições não fossem imunes à sátira de alguns autores coevos (como adiante veremos), foram tempos de grande interrogação e de avanços.

Após a fecundação, iniciava-se o tempo da gravidez. Era a partir daqui que à esperança e ao entusiasmo (se os havia) se associava o medo e a insegurança. Mas antes de mais, uma pergunta tão velha como o mundo: como saber se se estava grávida? Bem, havia alguns «testes». Eram eficazes? Cremos poder assegurar que teriam à volta de 50 % de eficácia... Um era o teste do dente de alho, uma coisa antiga que já Hipócrates preconizava e que se manteria até ao século XVI. O método era simples: ao deitar, a mulher devia introduzir um dente de alho na vagina; se de manhã o fedor a alho se detetasse no bafo, a mulher estaria grávida. A ideia parece bizarra, claro, mas a crença de que a boca e a vagina comunicavam diretamente tinha os seus adeptos na comunidade médica.

Já o nosso conhecido Ambroise Paré garantia que, se no momento da relação a mulher sentisse um arrepio e um tremor no corpo, ao mesmo tempo que o homem sentisse uma pequena sucção na extremidade do pénis, e se, após a retirada do membro viril, o orifício da vagina se fechasse de tal modo que nem uma agulha aí passasse, a mulher tinha engravidado. A isto devia acrescer os genitais de ambos ficarem secos e uma dorzinha no umbigo da mulher. Diziam ainda muitos médicos que se a mulher tivesse engravidado, sensações de grande prazer alastravam no corpo feminino após o coito.

Para os que fossem desatentos a sensações prazerosas, a tremores corporais, a apertos genitais, ou não tivessem uma agulha à mão, havia sempre os testes da urina. Ainda hoje os há, aliás, mas muito diferentes. Aí a medicina popular recomendava uma série de mezinhas que, valha a verdade, em nada se distinguiam das sugestões médicas. Uma mezinha recomendava que a mulher fosse, durante três manhãs seguidas, urinar sobre uma malva. Se a malva morresse, a mulher não engravidara. Outra mezinha dizia que a mulher devia depositar a urina num pote de metal e mergulhar aí várias peças de ferro. Se as peças ficassem avermelhadas, a mulher estaria grávida.

Os tratados davam ainda outras receitas. No seu livro *Quadros do Amor Conjugal* (1685), o médico francês Nicolas Venette sugeria que se devia recolher a urina da mulher e misturá-la em igual porção de vinho. Se o líquido daí resultante se assemelhasse a um caldo de favas, era prova de gravidez. Outros sugeriam deixar a urina da mulher durante três dias a repousar num frasco de vidro fechado. Depois, passando essa urina por um tafetá claro, ver-se-ia se ficavam pequenos bichinhos no tecido; em caso afirmativo, era certo e sabido que havia gravidez. A análise das urinas para a verificação de uma gravidez variava, mas a grande maioria dos processos implicava a trilogia recolha-agitação-observação. O bom físico saberia o resultado pelas alterações da cor e da «textura».

Aliás, nos séculos XVII e XVIII desenvolveu-se a uromancia, isto é, a técnica de leitura da urina. O bom uromântico percebia do líquido como ninguém, podendo até colocar uma gotinha na ponta da língua para tirar as devidas conclusões. O mesmo sucedia com o sangue.

Não vamos prolongar o rol de testes usados para confirmar a gravidez, rol esse que incluía, por exemplo, beberagens da mais variada índole, a detalhada observação de partes do corpo — fosse a cor da pele do rosto, as olheiras, a rigidez das mamas —, ou a constatação de alterações comportamentais, como a perda de apetite, vómitos, náuseas e por aí fora.

Aqui chegados, a mulher (ou o casal) tinha uma opção que se comentava, normalmente, à boca pequena: o aborto. É evidente que a Igreja se manifestava sempre contra tal prática, fosse em que circunstância fosse. Mas a realidade era um pouco mais complexa. Embora formal e rigorosamente proibido pelas autoridades religiosas e civis, havia momentos em que o aborto era permitido, como o caso de a gravidez colocar seriamente em risco a vida da mãe. Perguntará o caro leitor: então e no caso de doença grave ou de malformação do feto? Bem, convém recordar que a medicina do tempo não tinha meios para verificar a existência de tais problemas... No famoso tratado de medicina *O Tesouro dos Pobres*, atrás referido, Pedro Hispano dá receitas abortivas à base de beberagens repelentes e vomitórias. Um caso célebre em que a hipótese de aborto se colocou foi o da rainha Filipa de Lencastre, que em 1402 tinha já 42 anos quando engravidou do príncipe D. Fernando, conhecido como o Infante Santo. Devido à sua idade, os médicos aconselharam-na a abortar, o que recusou.

Mas assumamos que a fecundação fora bem-sucedida, que não se colocava a hipótese de abortar e que agora se seguiam, naturalmente, os meses restantes até ao parto. Uma pergunta colocava-se aos pais: qual o sexo da criança? Esta é uma pergunta que ainda hoje está na mente de todos os que acompanham a gravidez, pergunta a que as ecografias respondem com eficácia. Ainda assim, é de salientar que mesmo atualmente subsistem ideias que parecem ancestrais. Quem nunca ouviu uma ansiosa avozinha deduzir o sexo do feto pelo facto de a barriguinha estar «mais redondinha» ou «mais bicudinha»? Quem nunca ouviu uma tia comentar que se a mãe tiver manchinhas na cara (o «pano») terá uma menina? Mais uma vez, estes métodos terão uma taxa de sucesso de 50 %, e que as avós e as tias nos perdoem o ceticismo...

E naqueles tempos? Hipócrates sugeria que os rapazes se mexiam mais cedo que as meninas; mais tarde, a maioria dos tratados garantia que um feto masculino faria a grávida sadia e louçã, ao passo que se o feto fosse feminino, a saúde da grávida seria doentia. De igual modo, o estado de espírito da grávida seria alegre e vivo, teria bons sonhos e uma tez rubicunda, se o feto fosse um menino; se fosse uma menina, ocorreria o oposto, com náuseas, pesadelos, dores e barriga pesada.

Como se percebe, os preconceitos de género eivavam todo o discurso médico. Até nos apetites da grávida, pois se a grávida quisesse alimentos mais «fortes» — como carnes vermelhas e caça — e se bebesse o seu copito com gosto, então teria um varão no ventre. E se escutasse com gosto histórias de torneios e batalhas também teria um varão. Mas se lhe desse para bailar e para escutar músicas levezinhas, então...

Outros testes havia. Uns sugeriam que a mãe devia escavar com o calcanhar um buraco na terra; se ao terceiro dia o buraco estivesse aberto, seria um rapaz, se estivesse fechado, seria uma menina. Outros métodos implicavam colocar sal sobre o ventre da mulher adormecida e perguntar-lhe o nome escolhido para o bebé quando ela acordasse. O género do nome que ela dissesse em primeiro lugar, ditaria o sexo. A mesma lógica tinha o processo de colocar uma giesta sobre a cabeça da grávida e esperar pelo género da primeira palavra que ela proferisse. Por seu turno, o nosso conhecido Ambroise Paré garantia que se a mãe começasse a locomoção com o pé direito, se se levantasse apoiada na mão direita, se o seu olho direito fosse mais móvel (?), se o mamilo direito fosse mais ereto e se os movimentos do feto fossem do lado direito, então era certo: um rapaz!

Convictos (ou não) do sexo do bebé, os meses iam passando. Durante esse período, sugeriam os médicos que se tivessem cuidados especiais com a mulher e o feto, que se suportassem os famosos «desejos» com paciência e as supostas flutuações de humor com cara alegre. Esses conselhos não chegavam às camadas populares, por certo, nas quais as mulheres, mesmo as grávidas, tinham de fazer a sua vidinha de sempre. Mas os tratados médicos também se dedicavam, as mais das vezes, a quem podia recorrer aos médicos...

Essa gentileza teórica com as grávidas «pensava» também no feto, claro. A interdependência entre a mulher e o fruto do seu ventre era conhecida. Por isso, tudo o que a mulher vivenciasse, sentisse ou pensasse, refletia-se no feto. O famoso filósofo humanista Montaigne narrava o caso de uma mulher italiana que dera à luz um bebé peludo e hirsuto porque durante a gravidez tivera uma imagem de São João Batista sobre a cama. Tal como Descartes, Montaigne é um esteio da filosofia e do pensamento ocidentais... Aliás, o próprio Hipócrates defendera uma mulher ateniense que dera à luz um bebé negro, sendo por isso acusada de adultério. O famoso médico grego garantiu que tal só ocorrera porque ela tivera uma gravura de um negro no seu quarto. Segundo as narrativas coevas, o tribunal deu-se por satisfeito e a mulher safou-se, felizmente. Séculos mais tarde, uma mulher de Chalôns (França, departamento de Isère) deu à luz um filho que era o rosto chapado do bispo local. A mulher justificou-se por, durante a gravidez, ter escutado muitas homílias de tão virtuoso clérigo. Do mesmo modo, quando as tropas de Carlos V, imperador do Sacro-Império e rei de Espanha, ocuparam o Norte de França durante o século XVI, as mulheres da região pariram muitos meninos com os traços mediterrânicos típicos dos soldados espanhóis. Garantiram elas que tal se devia ao facto de os verem desfilar tão garbosamente, o que lhes provocava imensa admiração.

Embora estas narrativas nos provoquem um sorriso, temos de entender que a medicina do tempo exagerava a ligação entre a grávida e o feto, estendendo-a ao plano mental. Se a grávida pensava em algo, o feto refletia fisicamente esse pensamento; se a grávida via algo com intensidade, no feto ficariam marcas físicas dessa contemplação; se a grávida desejava algo, o feto carregaria na pele os sinais desse desejo. As visões, os sonhos, os pesadelos, os devaneios, as ambições, as obsessões, os estados de alma e os pensamentos mais profundos, tudo isso — e mais houvesse — deixaria marcas imorredoiras no feto. A osmose era total... De tal modo, que até o facto de uma grávida acariciar com ternura um cão ou gato seria bastante para gerar monstrinhos; atirar um sapo ao rosto de uma grávida geraria bebés com cabeça de batráquio; se o pai tivesse copulado com a mãe de «modo bestial» faria com que se parissem animais.

O que nos conduz à questão seguinte: poderia o casal ter relações durante a gravidez? Apesar de os teólogos defenderem a abstinência, a prática era outra coisa. Muitos médicos não viam mal nisso, tanto mais que alguns defendiam a ideia de que, na gravidez, os desejos carnais da mulher estariam mais exacerbados, não convindo contrariá-los (lembre-se que as frustrações da mãe podiam macular o feto). Com o correr do tempo, as opiniões variarão. Médicos havia que proibiam as relações nos primeiros meses, mas as aceitavam depois; outros dirão o oposto. E alguns terão opiniões ainda mais heterodoxas, como o teólogo e arcebispo francês Pierre de la Palud, que no século XIV escreveu estas linhas assombrosas:

> Se a esposa está grávida, e se existe o receio de sufocar o feto, não ousando o marido chegar até ela pela parte anterior, não há pecado mortal em chegar até ela pelo outro lado, desde que se não faça um uso indevido e que não se espalhe a semente para o exterior.

Uma vez mais, podemo-nos questionar se estas teses teriam correspondência no terreno. Os seus autores eram personagens importantes, com obra feita e seguidos por legiões de académicos e de letrados. Porém, é crível que, ao povo comum, estas ideias chegassem (se chegavam) diluídas e vagas. E mesmo que chegassem, a intimidade, o quotidiano e a prática dos afetos reduziriam algum do seu impacte. Em derradeira instância, contudo, é uma questão que não tem resposta definitiva. Não conseguimos entrar nos quartos desta gente...

Durante os nove meses seguintes, o feto ia-se desenvolvendo no ventre materno. Como via a medicina destes séculos o seu desenvolvimento?

Como sempre, recuemos aos clássicos, base (em maior ou menor grau) de quase toda a medicina até à modernidade. Hipócrates garantia que o feto varão estava totalmente formado 30 dias após a fecundação, ao passo que o feto feminino só o estaria após 42 dias. Já Aristóteles defendia que o feto se formava gradualmente, alimentado pelo fluxo do sangue menstrual que era desviado nesses nove meses para o embrião. Após o parto, o sangue menstrual transformar-se-ia em leite.

E que órgão se formaria primeiro? Demócrito enfatizava a importância do umbigo, ao passo que outros clássicos davam opiniões para todos os gostos. Uns defendem que era o coração, outros apontavam para o cérebro, por ser a morada da alma, claro. Galeno, com a autoridade que lhe reconheceram, defendia que primeiro se formavam os vasos sanguíneos, depois o fígado (sede da alma nutritiva/vegetativa), depois o coração (sede da alma sensitiva/animal) e por fim o cérebro (sede da alma racional/humana). Segundo Galeno, estavam assim integradas no novo ser «as três almas do ser humano».

Mais tarde, já no século VII, Isidoro de Sevilha, um dos grandes teólogos da Alta Idade Média, dizia que...

> ...o homem é engendrado e formado numa posição de encolhimento, ficando com os joelhos virados para cima; por estes [joelhos] são formados os olhos, que de tal maneira ficam côncavos e afundados [...] donde resulta que os homens, quando se ajoelham, começam imediatamente a chorar.

Ambroise Paré explicava como nos primeiros dias se formava uma película envolvendo o feto, que servia para encerrar os «licores seminais» do pai e da mãe e para «atrair a alimentação das veias e artérias». Essa película ou membrana servia também para purgar e limpar o sangue menstrual de que o feto se alimentava.

> Quando o útero recebeu e reteve as duas sementes [...] estas coagulam e aderem às paredes do útero, formando-se à sua volta uma pequena pele fina. Portanto, os espíritos e o sangue, mesclado com a semente que já antes fervia e continua a ferver cada vez mais, fazem surgir três pequenas bolhas. [...] E estas bolhas são os lugares onde serão formados o fígado, o coração e o cérebro.

Entretanto, duas teses se formavam nestes séculos sobre a evolução do feto. Uma comparava o ventre materno a um forno de panificação (já vimos esta ideia antes), no qual o feto, qual broa, ia crescendo gradualmente e se ia formando. Outra, muito influente até ao século XVI, via o feto como um ser humano já acabado e formado desde cedo, flutuando no útero num estado de imponderabilidade.

Entretanto, entre estes defensores do desenvolvimento gradual, uma outra discussão terá lugar até ao século XVIII: o feto formava-se do centro para a periferia — com o coração a formar-se primeiro e o resto a desenvolver-se depois —, ou o feto desenvolver-se-ia da periferia para o centro — com os vasos e os nervos a surgirem antes do coração e do eixo cerebral e espinal?

FIGURA 1.20

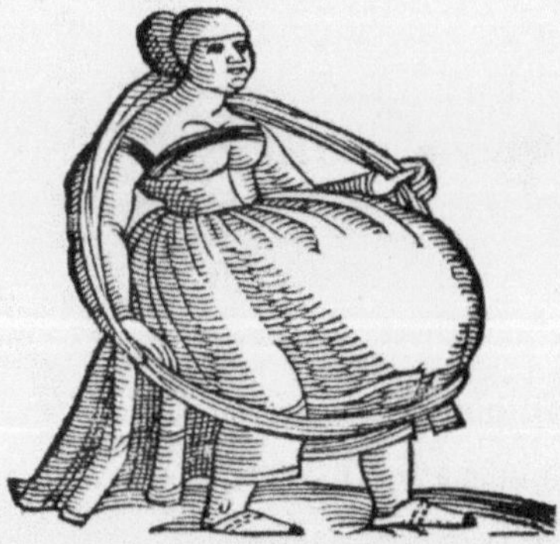

Uma grávida (muito grávida) numa gravura inglesa do século XVII.

O tempo de gestação também seria objeto de discussão. Sim, é verdade que a regra são quarenta semanas, mas não há problema se for antes ou depois disso. Paré, de novo, sustentava que todas as crianças tentavam sair aos sete meses, mas só os mais fortes o conseguiam. Outros tentavam sair aos oito, mas como esse mês é regido por Saturno, planeta malfadado na astrologia, os que saíam por essa altura seriam provavelmente muito infelizes e morreriam cedo. Mas a maioria, é verdade, sai aos nove meses, o que levava o médico real francês a concluir, logicamente, que esses são os mais fraquinhos... O ideal seria que não saíssem ao fim dos tais nove meses e ficassem no «forno materno» mais uns tempos para serem «recozidos».

A tese dos benefícios de um nascimento tardio terá imensos defensores até ao século XVIII, devidamente escorados em sábios como Avicena e Averróis. A ideia de que o feto estava no forno e que aí ia cozendo devidamente fazia o seu caminho. Talvez por isso, alguns tribunais defendiam a total legitimidade de crianças nascidas muitas semanas após o início da gravidez. Em 1638, o tribunal de Leipzig, por exemplo, aceitou a legitimidade de uma criança nascida um ano e doze dias após a morte do seu alegado pai. Contudo, numa decisão que ao tempo gerou controvérsia na comunidade médica, em 1630, o mesmo tribunal negou a legitimidade de uma outra criança nascida dez meses e nove dias após o passamento do seu suposto pai.

Em 1694, o cirurgião francês François Mauriceau asseverava que uma gravidez normal podia durar até mais de onze meses (em *Tratado das Doenças das Mulheres Grávidas*). Concluíra isso após observar mais de quatrocentas mulheres, garantindo que os que nasciam após os nove meses usuais seriam mais altos. Note-se que Mauriceau não é um qualquer. Foi um dos primeiros especialistas-obstetras da História da medicina, tendo contribuído para importantes avanços nas questões da gravidez e do parto. Também o reputado William Harvey garantia que assistira uma grávida que parira dezasseis meses após a fecundação e que tudo correra bem. Todavia, reconhecia que isso era raro...

Como via a gente comum estas teses e constatações, tão desconformes à mera realidade? Bem, apenas temos acesso aos textos de alguns eruditos (o povo comum não escrevia tratados), mas aí a paródia imperava, muitas vezes. Basta ler os textos de Molière (*O Doente Imaginário,* 1673), de Rabelais (*Gargântua*, 1534) e do nosso Gil Vicente (*Auto dos Físicos*, *c.* 1512) para se perceber que nem sempre as ideias dos médicos eram levadas a sério...

> Graças a estas leis*, as mulheres viúvas podem ter relações íntimas livremente e a seu bel prazer, dois meses após a morte dos maridos. Peço-vos por tudo a vós, meus caros libidinosos, se vos aparecerem algumas dessas que valham a abertura da braguilha, saltai-lhes em cima e trazei-mas cá. Porque, se elas emprenharem [...], o seu fruto será o herdeiro do defunto. E, conhecida a gravidez, é outro que paga as favas. Em frente, pois a pança está cheia!
>
> (Rabelais, *Gargântua*)
>
> (*O autor refere-se às leis que validavam a legitimidade de uma criança nascida mais de nove meses após a morte do pai putativo.)

Entretanto, era comum desaconselharem-se os banhos durante a gravidez, pelo menos até ao sétimo mês, porque as quenturas húmidas dilatariam o colo do útero, e isso era mau. Porém, nas derradeiras semanas, os banhos seriam benfazejos porque iam amolecendo o organismo, preparando-o para o momento final. E porque, à boa maneira da medicina hipocrática, todas as afeções e problemas da grávida eram tidos como originados pelos humores perturbados, aconselhava-se o uso regular de sangrias, sobretudo nos terceiro, sexto e nono mês. Deste modo se expeliam as substâncias nocivas, em especial o sangue menstrual que se acumulava no organismo da mulher e que sobrara da alimentação do feto.

Enfim, o tempo esgotou-se. O parto vinha aí.

Era o momento mais temido e mais ansiado. As razões de tal receio são evidentes. A ciência médica não tinha os conhecimentos, as técnicas e os instrumentos para propiciar um parto minimamente seguro. Vale isto por dizer que a parturiente, se não estava por sua conta, estava quase. Uma vez mais, basta correr as genealogias das casas reais (são as que dão dados mais completos) para se constatar a gravidade do momento. Só princesas e rainhas portuguesas a morrer no parto foram várias: Isabel de Portugal (Imperatriz do Sacro-Império, rainha de Espanha e mulher de Carlos V) em 1539, Maria Manuela de Portugal (casada com Filipe II de Espanha, ao tempo príncipe herdeiro) em 1545, Maria Isabel de Portugal (rainha de Espanha por casamento com Fernando VII) em 1818, D. Maria II em 1853. São fugacíssimos exemplos. A elas se juntam muitas princesas e rainhas de Portugal de origem estrangeira que também morreram no parto e que seria ocioso aqui referir. Nem lhes valia a qualidade médica prestada, já que os problemas do parto (como os das pestes ou outras doenças) eram socialmente transversais.

Os médicos viam o parto como o momento em que o feto, impulsionado pelo peso, dava uma súbita cambalhota e saía. A tese da cambalhota vinha dos gregos, claro, e foi aceite geralmente — mas não unanimemente — até ao século XVII. As causas para tal ato gímnico por parte do feto permaneciam controversas. Havia quem dissesse que o feto se sentia com cãibras e apertado, outros garantiam que era a fome que o impulsionava, outros diziam que a cozedura do «forno» fazia o feto desejoso de ar fresco.

De igual modo se desconhecia o mecanismo das contrações uterinas e o afastamento da sínfise púbica, crendo-se, por isso, que só a criança era ativa no parto. Daí provirá a ideia hipocrática de que o parto de um rapaz era mais fácil que o de uma menina. Pois não se sabe que os rapazes são sempre mais ativos e enérgicos?

Para facilitar o parto, os médicos aconselhavam o uso de unguentos gordos nas «partes da natureza feminina» durante as derradeiras semanas, como o óleo de linhaça, banha de ganso, raízes de malvaísco, sementes de alforva demolhadas, ou decocção de folhas de alface, malva, alfavaca e afins. Também as vaporizações de ervinhas aromáticas (almíscar ou mirra, por exemplo) eram consideradas propiciadoras de um bom parto.

Ora se havia momento para pedir a proteção divina ou para recorrer a toda uma casta de objetos propiciatórios de uma «hora curtinha», era este. Entre nós rezava-se à Nossa Senhora do Ó (também chamada da Expectação) ou a Santa Margarida (padroeira das parturientes), embora não-raro se recorressem a meros amuletos que o cristianismo imperante nunca conseguiu extirpar... Por falar em cristianismo, é evidente que o uso de orações, rezas e preces era comum, embora nem sempre fossem devidamente canónicas. Afinal, além de ser uma hora temida, era uma hora dolorida: «Multiplicarei as dores da tua gravidez, será na dor que parirás os teus filhos» (Génesis, III: 16). E estava tudo dito. Ora, a dor é sempre temida, não é verdade?

O momento do parto era um exclusivo das mulheres.

FIGURA 1.21

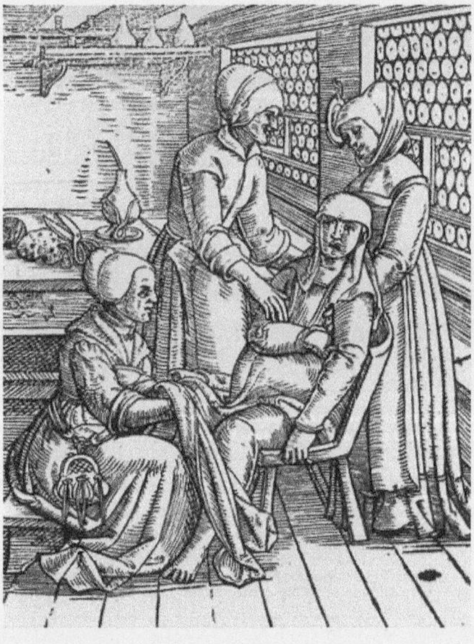

O parto, um ato só de mulheres (gravura seiscentista).

Eram as parteiras e outras curiosas mais ou menos sensatas e mais ou menos experientes que geriam esse momento tão delicado. O médico só se chamava se a coisa estivesse por um fio, e mesmo este pouco podia fazer, ora por ser chamado tarde ora por ter poucos mais conhecimentos que as parteiras (se tivesse, o que duvidamos). Esta preferência pelas parteiras tinha, obviamente, uma raiz mental. O parto era, como se disse, coisa de mulheres, a que só as mulheres sabiam dar o melhor apoio, quanto mais não fosse por transmitirem à parturiente uma maior tranquilidade e à-vontade. Além do mais, a presença masculina seria uma quebra na necessária pudicícia que envolvia tudo quanto se relacionasse com o mundo feminino, sobretudo na mulher casada.

Os tratados do tempo estipulavam os requisitos de uma boa parteira: ser limpinha, ter unhas curtas, ter tido (de preferência) filhos, ser disponível (daí que muitas vezes as parteiras fossem viúvas), ser robusta e saudável, ser de bons costumes, ser capaz de manter a serenidade e ser capaz de dar instruções precisas e incisivas — embora num tom calmante e tranquilo — à parturiente. Um rol razoável...

O parto era levado a cabo com a mulher sentada num cadeirão e com as pernas soerguidas, embora também fosse feito, por vezes, com a mulher deitada numa cama ou acocorada. Mais rara era a posição «de gatas», que, aliás, alguns médicos vilipendiavam por considerarem contranatura, havendo quem garantisse que uma criança parida em tal postura teria, mais tarde, gostos potencialmente «bestiais». Quando a parturiente estava sentada num cadeirão, a parteira sentava-se defronte.

FIGURA 1.22

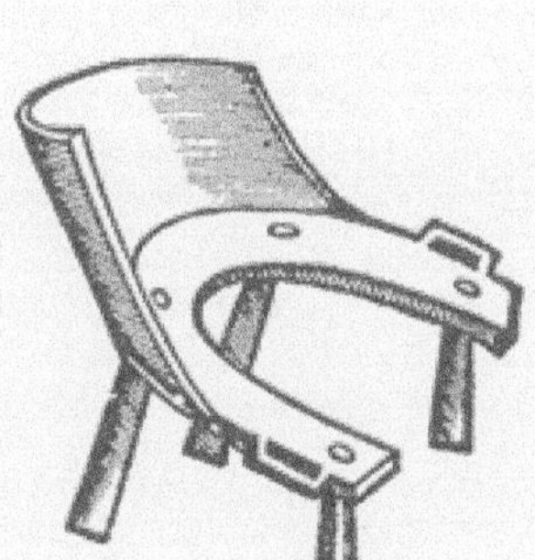

Cadeira de parto.

A situação ideal, se as circunstâncias o permitissem, era que a parteira fosse coadjuvada por mais duas ou três mulheres: uma de cada lado da parturiente para a segurarem, estimularem e confortarem; uma eventual terceira mulher atrás dela para a amparar quando se inclinasse para trás. Porém, sabemos que, por vezes, sobretudo em personagens importantes, o quarto podia ter mais pessoas assistindo ao parto, numa pequena assembleia de basbaques que nada adiantava ao bom sucesso do ato. Enfim, *noblesse oblige*... Entretanto, com ou sem público (normalmente, sem), a parteira, com as unhas cortadas rentinhas para melhor apalpar a placenta, devia tentar que a cabeça da criança saísse antes dos ombros. Se tudo corresse bem, seria um momento de alegria, pelo menos em princípio, pois doravante, seria literalmente «o que Deus quisesse».

Mas, como se sabe, as coisas podem correr mal. As causas de tais complicações eram e são as mais variadas. Muitas jovens mães — e quantas não eram pouco mais que meninas — entravam em pânico e tudo se transtornava. Curiosamente, as biografias enaltecem frequentemente a postura corajosa de rainhas e princesas, que, chegada a hora, se recusavam a gritar, mesmo se incentivadas pelas parteiras para assim «se aliviarem». No dia 7 de junho de 1502, no mesmo ano em que se iniciou a construção do Mosteiro dos Jerónimos, a princesa D. Maria de Aragão e Castela recusou-se a prantear enquanto dava à luz o nosso futuro rei D. João III: «Posso morrer, mas não grito!», terá exclamado.

Tanto ela como o bebé sobreviveram. Dias depois, um até aí desconhecido Gil Vicente apresentaria à mãe e à corte um monólogo comemorativo desse parto. Chamava-se *Auto da Visitação* (ou *Monólogo do Vaqueiro*) e aí terá nascido também, em grande parte, o teatro em Portugal. Na verdade, já havia autos em Portugal antes de mestre Gil, mas isso são contas de outro rosário. Seja como for, teriam sido dois partos frutuosos se, anos mais tarde, não tivesse D. João III instituído a Inquisição em Portugal, instituição que entre muitas outras malfeitorias censuraria obras de Gil Vicente. Enfim, uma vez mais, contas de outro rosário. Mas que isto está tudo ligado, está.

Diga-se que, 25 anos mais tarde, no dia 21 de maio de 1527, na mesma época em que os Portugueses se estabeleciam em Bornéu, a rainha de Espanha e imperatriz do Sacro-Império Romano-Germânico, Isabel de Portugal, disse o mesmo quando instada a gritar para amenizar as dores do parto do futuro rei Filipe II (I de Portugal): «Nem me digais tal. Eu morrerei, mas não gritarei.»

Se foi mesmo assim ou se isso é um mito laudatório, nunca o saberemos. Fica a nobilíssima bravata das duas mães a quem, felizmente, o parto acabou por correr bem.

Nem sempre sucedia assim, claro. O problema mais comum tinha que ver com a deficiente posição do feto. Nesse caso, o sangue-frio e a sensatez da parteira eram essenciais. Os manuais de medicina indicavam várias manobras que os médicos (neste caso, as parteiras) deviam fazer para manipular o feto, sempre com movimentos precisos e suaves. Pressionada pela urgência, pelas dificuldades da manobra e perante o sofrimento da parturiente — provavelmente muito audível, pois nem todas eram rainhas — era, de facto, necessária uma boa dose de frieza a estas mulheres... Outra técnica, descrita em muitos manuais, consistia em abanar a mãe, agitá-la e movimentá-la com mais ou com menos energia (normalmente, com mais), de modo que se obrigasse o feto a mudar de posição. Manuais havia que propunham que a parturiente corresse à volta do quarto, pulasse e saltasse ou que subisse e descesse escadas em passo de corrida. Também se lhe podia provocar o vómito e/ou os espirros.

Se tudo chegasse a bom fim, excelente. Mas, por vezes, era necessário chamar o médico, o que provavelmente não estaria ao alcance de todos. Como derradeiro recurso, havia a cesariana. Porém, sem os necessários conhecimentos higiénicos e sem anestesias, podemos imaginar os resultados. Procedimento raro, feito geralmente em mulheres mortas durante o parto ou em mulheres cujo esgotamento — ou outros problemas — impossibilitava um parto normal, era uma operação difícil e as mais das vezes mortal para ambos. Embora haja notícia de cesarianas desde os tempos greco-romanos — bem como nas antigas Índia, China e Pérsia —, poucas notícias há devidamente certificadas. Crê-se que a primeira cesariana na qual mãe e filho sobreviveram ocorreu em Praga em 1337, com Beatriz, rainha da Boémia. A História não regista o nome da parteira ou do médico, o que é uma grande injustiça, note-se. Contudo, outras fontes remetem essa primazia para a Suíça, em 1550. Neste caso sabemos o nome do hábil cirurgião: um tal Jacques Nufer, capador de porcos.

A prática — cuja designação, note-se, surge pela primeira vez num tratado francês de 1581 — continuou durante os séculos seguintes até hoje, como se sabe, embora nos nossos dias a coisa seja, como me referiu um médico amigo há uns tempos, «um outro campeonato». Basta dizer que, no século XVI, a taxa de mortalidade de uma cesariana era de 85 %. Os dados são para o Reino Unido, mas é de supor que tais números se podem alargar ao resto da Europa (e Portugal) e que assim terão continuado nos séculos seguintes.

Bom, uma vez o bebé fora do ventre materno, era o momento de constatar qualquer deformidade. Qualquer má formação era, de acordo com os tratados, mais atribuída a problemas ocorridos durante a gravidez que a qualquer imperícia das «comadres» parteiras. Um membro retorcido era sinal de que o «molde» tinha deformações que acabavam por impedir o correto desenvolvimento do sémen (o masculino, neste caso)... Foi o caso do príncipe D. Fernando, nascido em 1402, filho da rainha Filipa de Lencastre, cujo parto foi extenuante. Por via disso, dele se disse mais tarde que...

> Por causa de seu nascimento teve grandes doenças e muy permanentes. E todo o coiro do corpo se lhe esfolou em tamanhos pedaços, que o coiro da mão saía todo inteiro como se fosse uma luva e em toda sua vida teve continuadamente dor no coração...

Verificada a sã constituição do recém-nascido, deveria a parteira protegê-lo do frio, colocando-o sobre um pano seco e morno. Com movimentos delicados e suaves, devia a parteira testar o escorreito funcionamento das articulações, constatar os reflexos de locomoção e verificar a ossatura das clavículas (averiguando a existência daquilo que hoje se designa de «fratura em ramo verde»); devia pressionar a bexiga, limpar as narinas e a boca com mel para propiciar o reflexo de sucção. Por fim, lavava-se o bebé, segurando-o na mão esquerda e limpando-o com a mão direita, evitando a entrada de água para os ouvidos, limpando-se ainda a baba e o interior da boca. Por fim, depois de seca, a criança era enfaixada em linho. Esta prática do enfaixamento, hoje vista como insensata, era explicada pelos médicos como preventiva de fraturas, deformações e hérnias, ao mesmo tempo que protegia o corpinho de mordidelas de animais. Outra necessidade urgente era o batismo, que podia e devia ser realizado durante o parto pela própria parteira, se houvesse perigo de morte para o bebé. Negar a uma alminha «nascer para a graça» era grave pecado que qualquer cristão queria evitar a todo o custo. Posteriormente, se tudo tivesse corrido bem, essa improtelável tarefa cabia ao clérigo.

Uma nota curiosa. A prática de recorrer a parteiras, chamando-se o médico em caso de perigo, sobreviveu aos tempos. Durante o século XX, quantas crianças assim nasceram, no nosso país e por essa Europa fora? Recorde-se o livro *Retalhos da Vida de um Médico* (1949), de Fernando Namora (que foi médico no interior), onde se descreve a prática dos partos no Portugal rural de meados de novecentos, para se perceber como o passado foi ontem...

Mas... não nos estamos a esquecer de nada? Então e o que se fazia com a mãe logo após o parto? Ora, virada de novo a atenção para a parturiente, que se tudo tivesse corrido bem recobraria o fôlego lentamente, a parteira trataria agora da expulsão das secundinas e, sobretudo, da placenta. Só após isso é que os médicos davam o parto como concluído. Claro que, se a parteira tivesse assistentes, a tarefa de limpar o bebé poderia caber a uma delas, enquanto a «comadre» se encarregava da mãe. Uma vez mais, era comum considerar-se como positivo causar-lhe o espirro e/ou o vómito, para que a mulher tivesse um derradeiro assomo de força e expelisse as ditas secundinas. Se tal não fosse feito com celeridade, receava-se que tudo isso lhe subisse ao estômago e a sufocasse. Não era incomum, para impedir tal vicissitude, que as parteiras atassem o cordão à volta da coxa, enquanto faziam os outros procedimentos. No fundo, só se descansava quando tudo fosse devidamente expelido.

Depois disso, então sim, estava o parto concluído. A mulher tinha direito a um justo repouso, embora fosse considerada impura até que retomasse «o seu ciclo». Era por isso que, mesmo até há poucas décadas em Portugal (e provavelmente, não só), muitas mães não assistiam ao batismo dos seus filhos... A mãe também devia alimentar-se com iguarias muito nutritivas. Até há pouco tempo, as famosas fatias douradas da nossa doçaria tinham o significativo nome de «fatias paridas». Uma bomba calórica bem necessária...

Enfim, tendo escapado aos perigos da gravidez e do parto, que tantas mães matavam, a mulher estaria pronta para outra. Com tão curtos intervalos intergenésicos, o mais certo seria tudo recomeçar daí a alguns meses. Quanto ao recém-nascido, esse tinha a vida pela frente, se sobrevivesse aos primeiros 14/15 anos, bem entendido. Como se sabe, tinha 50 % de hipóteses de o conseguir. Depois disso, com sorte, talvez chegasse a cinquentão.

2
A arte de curar, o dever de cuidar

2.1 CONCEITOS GERAIS DA MEDICINA

Perante a realidade que descrevemos no anterior capítulo, que meios tinham os médicos ao seu dispor? Que suportes teóricos possuíam? Em que bases encaravam o corpo humano e a doença? Que técnicas tinham para tratar e curar?

Bom, como sabemos, a medicina destes séculos era totalmente diferente da atual. Mais que «outro campeonato», como atrás dissemos, era «outro jogo». De tal maneira que praticamente nada do que naqueles séculos se pensava e se praticava em termos médicos tem qualquer valia na atualidade. Aliás, podemos ir ainda mais longe, afirmando que muito do que naqueles séculos se pensava e se fazia em termos médicos é hoje considerado contraproducente, como adiante veremos com maior detalhe.

E embora seja injusto rirmo-nos das convicções e das práticas dos profissionais da saúde nesses tempos longínquos em que as caravelas portuguesas cruzavam os mares (a imensa maioria deles — ontem como hoje — era dedicada e esforçada), a verdade é que temos, uma vez mais, de recordar que a ciência — neste caso, a medicina — reproduz os paradigmas mentais do seu tempo, não sendo um terreno isolado e à parte do resto do pensamento em que se insere. O que faltava a estes homens e a estas mulheres não era só a utensilagem técnica — que já seria muito —;

o que antes de mais faltava a estes dedicados profissionais era a base científica e a mundivisão daí decorrente.

Vejamos...

Durante este período, os médicos — ou físicos, como também eram chamados — aprendiam e seguiam a chamada «medicina hipocrática», fundada por Hipócrates (460 a. C.–370 a. C.), e com vastas contribuições posteriores de outros teóricos e praxistas gregos, latinos, judeus e árabes.

Em termos gerais, a medicina hipocrática defendia que o corpo humano era um reflexo das forças naturais, contendo quatro propriedades elementares, que se designavam por «quatro humores». Esses elementos/humores eram o ar, a terra, o fogo e a água. Assim sendo, o estado de saúde basear-se-ia sempre no bom e correto equilíbrio destes quatro humores; por lógica oposição, o estado de doença (ou de falta de saúde) derivaria do desequilíbrio desses humores.

A esses quatro humores estavam diretamente associados quatro elementos do nosso corpo: o sangue (ar), a fleuma (água), a bílis amarela (fogo), a bílis negra (terra). Esses quatro elementos corporais provinham, respetivamente, do coração (sangue-ar), do sistema respiratório (fleuma-água), do fígado (bílis amarela-fogo) e do baço (bílis negra-terra). Por fim, a medicina hipocrática postulava que a cada um desses elementos estavam ainda associadas quatro qualidades: o sangue/ar era «quente e húmido», a fleuma/água era «fria e húmida», a bílis amarela/fogo era «quente e seca», a «bílis negra» era fria e seca.

Considerava ainda a medicina hipocrática que a prevalência de cada um destes elementos num indivíduo moldava a sua personalidade e os seus traços fisiológicos. Vejamos como:

- Se num indivíduo predominasse o sangue (quente e húmido), o seu carácter seria sanguíneo, não-emotivo, ativo e extrovertido;
- Se num indivíduo predominasse a fleuma (fria e húmida), o seu carácter seria fleumático, tranquilo, meticuloso e com tendência para o isolamento;

- Se num indivíduo predominasse a bílis amarela (quente e seca), o seu carácter seria de tipo colérico, impulsivo e impetuoso, violento, até;
- Se num indivíduo predominasse a bílis negra (fria e seca), o seu carácter seria inativo e depressivo, com tendência para o isolamento.

Assim sendo, o que era «a doença»? O que significava «estar doente»? Era simples: se ao estado de saúde correspondia o bom equilíbrio desses humores — presentes em todos os fluidos orgânicos —, a doença correspondia, necessariamente, a algum desarranjo ou desequilíbrio desses humores. A tarefa do médico era detetar qual o humor desarranjado e repor o bom e normal equilíbrio do organismo. O corpo era visto como uma coisa porosa, trespassada por uma infinidade de canais e de buraquinhos — fossem ou não percetíveis aos sentidos — pelos quais circulavam o ar, os líquidos, os «elementos vitais».

Por outro lado, todo este sistema implicava que o microcosmo (o corpo, o indivíduo) refletisse o macrocosmo (o mundo, o universo), pelo que entre o corpo e o mundo se estabeleciam uma série de relações, de ligações e de conexões, onde tinham lugar a astrologia, por exemplo. Pois não é verdade que cada signo estava ligado a cada um dos quatro elementos, como bem sabem aqueles que se entretêm com a astrologia? Assim sendo, temos os signos do elemento Fogo, que são Áries, Leão e Sagitário; os signos do elemento Terra, que são Touro, Virgem e Capricórnio; os signos do elemento Ar, que são Gémeos, Balança e Aquário; e os signos do elemento Água, que são Câncer, Escorpião e Peixes. Tudo estava ligado, apesar da lógica desconfiança da Igreja face à astrologia.

O passar do tempo permitiu à medicina e aos médicos irem incorporando outros conhecimentos, sem colocar em causa a raiz hipocrática. Mais tarde, o romano Galeno (c.129–c.199) aprofundou este sistema, insistindo na chamada «força curativa da Natureza» como base de qualquer terapia, bem como na relação estreita dos quatro humores aos quatro temperamentos (sanguíneo, fleumático, colérico e melancólico). As suas ideias mantiveram-se atuantes e com seguidores até ao século XVIII.

Mais tarde, durante a Idade Média, os grandes tratados clássicos foram traduzidos e estudados pelos árabes, cujas civilização e ciência estavam então no apogeu, bem como por muitos monges nos seus mosteiros. Foi o período de ouro das grandes tradições médicas árabes — com Avicena (980–1037) e outros — e judaicas — com Maimónides (1138–1204) e outros —, cujos ensinamentos estavam então na vanguarda da medicina do seu tempo. Ao desprezar com enorme sobranceria o contributo medieval para o pensamento ocidental, ao ignorar desdenhosamente o contributo desses monges e desses sábios do Islão e do Judaísmo, ao apelidar a Idade Média como uma verdadeira «época de trevas», os renascentistas e os iluministas cometeram uma injustiça histórica que ainda hoje se perpetua.

Os Descobrimentos portugueses vieram comprovar que aquilo que os antigos diziam não estava necessariamente certo... Ao «ir», ao «ver», ao «constatar», ao «experimentar», tornou-se claro que muito do que era dito não era assim. Os antigos mapas falhavam, os velhos mitos eram falsos. À douta e incontestada autoridade dos antigos mestres, contrapunha-se agora a constatação da realidade. Era a valorização da expressão de Camões: «Ver claramente visto»; era a confirmação do pensamento de Duarte Pacheco Pereira: «Porque a experiência é madre das cousas, por ela sabemos a verdade». Bom, mas a isto voltaremos mais adiante, no fim deste livro...

Sim, os Descobrimentos portugueses, ao abrir o mundo aos ocidentais, ao aproximar civilizações, abriram a mente à indagação. Agora, em plenos séculos XV e XVI, o ser humano queria ver, queria medir, queria experimentar, rompendo lentamente os limites que até aí existiam. Assim surgem alguns passos importantes na evolução da medicina, passos esses que iriam abrir portas a desenvolvimentos futuros ainda mais decisivos.

O primeiro passo ficou conhecido através da arte, curiosamente. Trata-se da descrição anatomicamente exata do corpo humano, mediante ilustrações. Quem não conhece as famosas gravuras anatómicas de

Leonardo da Vinci? Munidos de pincel e de bisturi, artistas e médicos engalfinharam-se sobre o corpo humano e viram «claramente visto». Arte e ciência mesclavam-se (uma e outra são duas faces da mesma moeda, afinal) em belos tratados de descrição do corpo humano, que atingiram, quiçá, o auge nesse belo compêndio que é a *De Humani Corporis Fabrica*, do belga Andreas Vesalius. A obra foi publicada em 1543, o mesmo ano em que os Portugueses atingem o Japão. Aquilo é um mapa detalhado do corpo humano, assente na experiência de Vesalius como anatomista e dissecador da Universidade de Pádua. Nota: em Pádua, ao contrário de outros locais, como Roma, não era proibida a dissecação de cadáveres... Obra belíssima, quer de um ponto de vista médico quer de um ponto de vista artístico, a «Fabrica» é uma obra seminal da medicina.

FIGURA 2.1

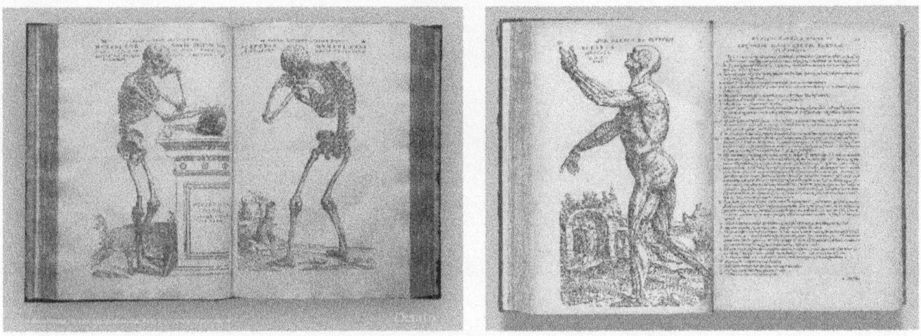

De humani corporis fabrica (excertos).

A obra de Vesalius, e de outros médicos e tratadistas, abriu também as portas à iatrofísica (física médica), que privilegiava as causas físicas em tudo o que se passava no organismo.

Ainda por essa altura, seria outro grande nome da medicina, o alemão Paracelso (1493–1541), a dar o seu contributo através da valorização da observação (de novo, a necessidade de experimentar) e da iatroquímica (química médica), ou seja, a aplicação dos conhecimentos da química à medicina, o que potenciou o incremento da toxicologia, da qual é tido como um dos grandes pioneiros.

Estes desenvolvimentos culminaram, por exemplo, em 1628, com a publicação (inevitavelmente, em latim) de uma obra fundadora da medicina moderna: *Exercitatio Anatomica de Motu Cordis et Sanguinis in Animalibus (Exercício Anatómico sobre o Movimento do Coração e do Sangue nos Seres Vivos)*. O seu autor foi um médico inglês chamado William Harvey, que, pela primeira vez, descreveu acertadamente o sistema circulatório do sangue ao ser bombeado, por todo o corpo, pelo coração.

As teses de Harvey não foram aceites unanimemente. Por essa altura, em que o Império Português ia declinando, gerou-se uma acesa controvérsia na comunidade médica sobre este pequeno tratado de apenas 72 páginas... Muitos médicos opuseram-se, ridiculizando os «circulatores» (trocadilho com a palavra grega «charlatão») e garantindo que a circulação do sangue, se existisse, seria extremamente maligna para os seres humanos.

Outros avanços houve: a localização dos capilares entre as artérias e as veias por Henry Power em 1649, a identificação da circulação linfática levada a cabo por Jean Pecquet em 1651, os estudos anatómicos sobre os capilares pulmonares por Marcello Malpighi em 1661, ou as observações microscópicas dos organismos iniciadas pelo nosso já conhecido Antoine van Leeuwenhoek na passagem do século XVII para o XVIII. Por fim, o século XVIII rasgou outros horizontes com as revelações de Edward Jenner (1749–1823) relativas às vacinas, com a descoberta do estetoscópio por René Laennec (1781–1826), com criação da anatomia patológica por Giovanni Morgagni (1682–1771), além de novas descobertas sobre a difteria, a febre tifoide, a higiene e a infeciologia, o hipertiroidismo, a hipertensão, a insuficiência renal, a anemia e por aí fora.

Não podemos, nem é esse o nosso objetivo, arrolar aqui todos os grandes contributos para o desenvolvimento da medicina. Cremos que estas linhas já dão uma pálida ideia do que foi a lenta superação da medicina hipocrática nos séculos XVII e XVIII. Enfim, Robert Koch, Florence Nightingale, Louis Pasteur, Conrad Röntgen e muitos outros (cujos nomes injustamente olvidamos) estavam a poucas décadas de distância... A medicina hipocrática tinha os dias contados.

Mas o desenvolvimento da ciência nunca se faz sem sobressaltos nem obstáculos. Não há grandes saltos qualitativos que não sejam obra de minorias, mesmo no campo científico. O que nos leva aos entraves ao incremento da medicina nestes tempos que temos vindo a ver, pois muitos médicos opunham-se à mudança. Observemos alguns exemplos de noções que hoje consideramos tolas, mas que durante anos fizeram escola. Comecemos pelo banho e pelos alegados problemas que acarretava. Mais exatamente, comecemos por essa substância considerada por muitos tão perigosa e tão suspeita: a água!

Ao contrário do que se pensa, a Idade Média não desprezava o banho. Por exemplo, a prática dos banhos públicos (que os Árabes desenvolveram bastante por razões higiénicas) não era desincentivada, antes pelo contrário, desde que cumprisse as regras do pudor, claro. Aliás, muitas crónicas e «anedotas» deste tempo satirizaram personagens porcas e fedorentas, tidas como incivis e boçais. O problema com o banho era sempre a deficiente logística, que tornava tudo mais difícil, como se referiu em anterior capítulo.

Curiosamente, é sobretudo após a Idade Média, já no século XVII, que se assiste a um retrocesso na forma como a água era vista. A água passa a ser suspeita de deliquescer o organismo, de transportar matérias nocivas, de enfraquecer os corpos...

> O banho com fins medicinais é não só supérfluo como muito prejudicial aos homens. O banho extermina o corpo e, ao preenchê-lo, torna-o suscetível da impressão das más qualidades do ar. Os corpos mais moles são mais doentios e de vida mais curta que os rijos. O banho enche a cabeça de vapores. É inimigo dos nervos e dos ligamentos, que torna mais frouxos, de tal modo que

só se sente a gota depois de um banho. Mata o fruto no ventre das mães, mesmo se quente.

(Tratado médico seiscentista, em Georges Vigarello, ver bibliografia, p. 19 e *passim*)

Assim, quem quisesse correr o risco de tomar um banho devia rodear-se de uma série de precauções, começando no dia anterior com uma espécie de sauna para evacuar os humores e para inibir a água de contaminar o organismo com a sua nociva penetração nos poros. No dia do banho, uma série complexa de procedimentos prévios preparava o organismo para o perigoso ato. Então tomava-se o banho. Depois disso, o corpo devia entrar em reclusão, deitado e com roupas quentes. Temiam-se os resultados dessa água inquietante, que ao penetrar os poros levava consigo os eflúvios nocivos que só iam desarranjar os humores vitais. Claro que, em tempos de pandemia, os banhos estavam totalmente interditos pela comunidade médica, pois a água iria levar os miasmas através dos poros escancarados... Ao contrário do que possamos pensar, estas ideias prolongaram-se na mente popular durante séculos. Ainda há décadas se dizia que os homens só deviam tomar banho duas vezes na vida: nas «sortes» (inspeção militar) e no dia do casamento.

Estas ideias eram generalizadas? Sim, muitos praxistas defendiam-nas e, por vários textos, sabemos que eram comummente seguidas. Afinal, era difícil quebrar o monolítico edifício da medicina hipocrática, um *corpus* teórico assente na autoridade dos clássicos e escorado nas fraquezas científicas destes séculos, apesar do experimentalismo português (e não só), de Vesalius, de Paracelso, de Harvey e de muitos outros...

Enfim, na medicina, como na vida, «não há caminho; faz-se caminho a andar» (como escreveu o poeta espanhol António Machado, 1875–1939). E por muito caminho que já tivesse sido feito, muito havia, e há, para andar...

2.2 OS MÉDICOS

Perante o assustador panorama da doença neste período — com as suas epidemias frequentes, as mortes a esmo de crianças, os partos sempre complicados — quem havia para se lhe opor e para dar algum apoio e conforto aos pobres doentes?

O pessoal médico, claro. E por esta expressão compreendia-se uma vasta panóplia de profissionais ou amadores (por vezes, pouca diferença havia), onde se incluíam, no topo da escala, os médicos (também chamados de físicos), os boticários e os cirurgiões e, mais abaixo na mesma escala, as parteiras, os barbeiros e os sangradores (amiúde eram os mesmos) e ainda as cristaleiras (aplicavam os clisteres). Ademais, havia depois uma chusma de curandeiros e mulheres de virtudes que liberalmente misturavam saberes populares à base de mezinhas com crendices murmuradas desde a noite dos tempos.

Comecemos por falar dos médicos. Antes de mais, uma questão pertinente: como é que alguém se tornava médico? Quem lhe concedia a autoridade para tratar e, com sorte, sarar? Que percurso tinham eles de fazer até poderem exercer?

Ora, antes dos séculos que nos ocupam, sobretudo entre os séculos X e XIII, o papel médico recaía geralmente nos monges que, nos seus mosteiros, cultivavam as noções de medicina quer através dos livros antigos que copiavam nas suas *scriptoria* quer através da manipulação das ervinhas, das plantas e das raízes que pululavam nos campos em redor. No filme *O Nome da Rosa* (de Jean-Jacques Annaud, 1986), baseado no romance homónimo de Umberto Eco, dá-se uma boa perspetiva do que era essa medicina monástica, através das cenas da botica e do lugar reservado aos banhos, bem como da manipulação das plantas de teor mais ou menos medicinal. Alguns estudiosos consideram o Mosteiro de Santa Cruz de Coimbra, entre os séculos XII e XIII, como a primeira grande escola médica do reino. Data desse período um dos primeiros grandes tratadistas portugueses, o clérigo e intelectual Pedro Julião, nascido em

Lisboa em 1215, mais conhecido por Pedro Hispano e mais ainda por Papa João XXI. O seu tratado *Thesaurus pauperum* (O Tesouro dos Pobres), de que já falámos, é um compêndio de conhecimentos médicos do tempo, postos à disposição dos mais humildes. São igualmente da sua autoria os tratados médicos *De Oculo (Sobre os Olhos)* e *Anathomia Corporis (Anatomia do Corpo)*.

Eram os tempos da pré-História do ensino médico entre nós. Nos séculos XIII e XIV incrementou-se a formação das universidades e entrou-se num outro campo. Ao mesmo tempo, vamos entrando também na nossa época de estudo.

O panorama alterou-se em 1290, com a fundação da Universidade de Lisboa, que em 1537 se mudou definitivamente para Coimbra. Não que o ensino e a prática de medicina tivessem dado grandes saltos. Não. O que se passou a verificar foi uma centralização do ensino médico em cátedras universitárias nas quais sapientíssimos mestres (leia-se, versados nos tratados hipocráticos) discorriam sobre os humores, o temperamento sanguíneo e as vantagens dos clisteres, sob o olhar severo de Galeno, cuja imagem tutelava a sala de Medicina da Universidade de Lisboa.

Deve-se, porém, salientar que nunca a universidade lusa em geral, e a de Medicina em particular, alcançaram a fama e a projeção de algumas das suas congéneres estrangeiras, como a de Paris e a de Salamanca, Pádua ou Montpellier, Oxford ou Roma, para só citar algumas para as quais sabemos irem regularmente estudantes (bolseiros) portugueses. Note-se que o ensino da medicina na Universidade de Salamanca remonta à primeira metade do século XIII, bem antes do seu início por cá. Gonçalves Ferreira (ver bibliografia) supõe, com lógicos argumentos, que o nosso curso de medicina replicava, em maior ou menor grau, o de Salamanca, dada a sua proximidade e prestígio, bem como devido ao facto de muitos portugueses lá terem estudado. Por cá, havia só um mestre de medicina permanente; em Salamanca, havia dois. Mais tarde, em 1493, D. João II instituiu o segundo mestre.

Não sabemos ao certo qual a duração inicial do curso de medicina, nem a sua estrutura curricular. Estudar-se-ia, por certo, Galeno e Aristóteles, bem como Hipócrates e os demais tratadistas greco-latinos, talvez um ou outro árabe, como Avicena. Martins e Silva (ver bibliografia) sugere que o curso médico poderia ter uma duração de cinco anos, já que esse era o prazo dado aos bolseiros para o seu estudo lá fora.

As primeiras alterações sérias no exercício da medicina remontam a 1392, quando D. João I decidiu regular o exercício da profissão médica, fazendo-a depender da apresentação de um certificado com o selo real. Esse selo só seria concedido após os candidatos serem examinados e aprovados pelo físico-mor do reino, um profissional escolhido pelo monarca e que se regia por regimento próprio. As contravenções eram punidas com prisão e arresto de bens. Esta obrigatoriedade de aprovação por parte do físico-mor manteve-se, apesar das queixas da população (deduz-se que o número de profissionais aprovados não chegava para as encomendas) e apesar do desagrado da universidade que achava (quiçá, com razão) que tal atitude desmerecia a qualidade dos seus formados...

Será no século XV que se assistirá a várias reformas no curso de medicina. Em 1431, no mesmo ano em que se iniciou a colonização dos Açores, D. João I determinou que o grau de bacharel em medicina só seria atribuído ao estudante após três anos do curso, embora só depois de ele fazer uma demonstração na «arte», perante um júri de mestres e de doutores. Após isso, o passo seguinte — a licenciatura — exigia ao bacharel mais quatro anos de estudos, após o que o candidato a médico «licenciado» teria de merecer nova aprovação de um júri, que avaliaria a sua competência científica e a sua idoneidade moral. Se aprovados, eram médicos de pleno direito e podiam exercer em qualquer parte do reino. Para quem depois quisesse adquirir o grau de «doutor», teria ainda de prestar uma nova prova científica. Então, e só então, estariam aptos a ter cátedra. Poucos chegavam a esta última etapa, pois as despesas decorrentes eram enormes... Note-se que cada período escolar era de oito meses.

Em 1448, D. João II determinou as primeiras normas sobre o exercício da cirurgia, ao publicar o regimento do cirurgião-mor. Tal como ocorria com a licença para o exercício da medicina — que era emitida pelo físico-mor —, passou a ser igualmente da responsabilidade do cirurgião-mor examinar a competência para a prática cirúrgica dos candidatos a cirurgião e atestá-la com o respetivo certificado. De um modo muito simplista, podemos dizer que o cirurgião era um profissional de medicina mais virado para o lado prático da profissão, ao passo que o médico/físico era, sobretudo, um teórico que analisava os sintomas, fazia os diagnósticos e indicava as terapias sem «pôr as mãos no doente».

Nota-se em toda esta regulamentação uma vontade de cercear o campo de ação de toda uma chusma de charlatães, de endireitas, de curandeiros, de mulheres de virtudes e de homens de malas-artes que, à falta de profissionais encartados da medicina, ia ocupando o espaço. Daí a queixa frequente dos populares, que viam o campo de ação desses «práticos» reduzido em prol de profissionais qualificados que, entretanto, não chegavam para as encomendas (e que pouco mais eficazes eram que os «amadores», dizemos nós).

Em 1494, o mesmo ano do Tratado de Tordesilhas, D. Manuel I aprovou novo estatuto, no qual se estipulava que o acesso ao curso de medicina passasse a exigir um bacharelato prévio em artes. Esse bacharelato incluía a frequência de três cursos, cada qual com a duração de um ano. Por seu turno, o curso de medicina em si, mantinha-se nos cinco anos.

Que médicos saíam da universidade? Basicamente eram homens com uma formação sobretudo teórica e com escassa prática médica. Durante os seis ou oito anos que tinham andado a estudar ouviam e comentavam os textos, prestavam provas dando lições e escutavam os mestres perorarem em latim. Para «operar», havia outro tipo de profissionais, que nunca tinham posto os pés na universidade, mas que sabiam, melhor que os bacharéis/licenciados/doutores, pensar uma ferida ou fazer uma sangria. Eram os cirurgiões. Em breve, porém, também eles teriam de ir para a universidade...

FIGURA 2.2

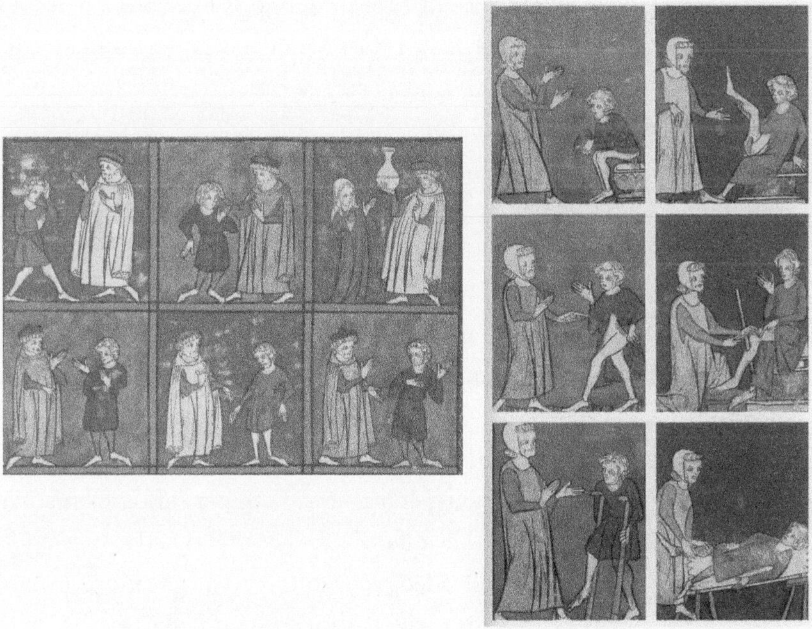

Médicos e cirurgiões quatrocentistas falam com os seus doentes e procedem a operações. Note-se um médico a analisar a urina, um doente com diarreia e outros com feridas variadas...

Ora, para suprir a lacuna teórica desses «práticos», determinou o rei D. Manuel I em 1504 que a prática da cirurgia passasse a constar no ensino universitário. Tal passou a ser feito no recém-inaugurado Hospital Real de Todos os Santos, em Lisboa, o primeiro hospital moderno em Portugal e que mais adiante analisaremos. Note-se que, assim sendo, a formação dos cirurgiões não se fazia no edifício da Universidade de Lisboa (ao contrário dos médicos), mas num hospital a «sério», o que é lógico e sensato...

O ano de 1537 foi importante não só pelo facto de Pedro Nunes ter publicado as suas «Tábuas do Sol», que tão úteis seriam para as navegações futuras, mas também pela transferência definitiva da universidade de Lisboa para Coimbra. Sendo confrontado com a recusa de muitos dos catedráticos em saírem das margens do Tejo para ir até à beira do Mondego, o rei aproveitou a deixa e reformou de novo o ensino da medicina. Contratou novos (e prestigiados) professores de medicina, anatomia e cirurgia em Espanha e aumentou o número de cadeiras do curso. Gradualmente, o ensino desta ciência ia-se tornando cada vez mais completo e complexo.

As seis cadeiras do curso eram dadas de manhã cedinho (a cátedra de Prima, pelas seis horas; a cátedra de Tércia, pelas nove), ou durante a tarde (a cátedra de Noa, às quinze horas, a de Vésperas pelas dezoito horas). Estudava-se Avicena, Galeno, Hipócrates e Rasis (médico persa do século X), havia duas lições de anatomia por semana e apontamentos dispersos de higiene. Todas eram lecionadas em latim, como era praxe por toda a Europa. Em 1559, tornou-se obrigatório um período suplementar de mais dois anos de prática clínica, feita num hospital ou como «estagiário» de um médico/físico da cidade.

O curso foi alvo de sucessivas reformulações curriculares até ao reinado de D. José I, já no século XVIII. Não nos parece premente arrolar aqui todas essas alterações. Mais interessante nos parece ser a forma como a prática clínica era feita. Essas aulas em contexto hospitalar consistiam no acompanhamento do médico/físico «mestre» numa visita diária que durava cerca de uma hora a uma hora e meia. O mestre, com os alunos agrupados em torno, recolhia informações dos doentes internados ou dos que viessem à consulta. «Lia» o pulso e a urina, constatava eventuais febres, observava o aspeto geral, terminando pelos comentários sobre a maleita e tratamentos a encetar.

Em conclusão, que balanço podemos fazer da qualidade do curso de medicina em Portugal durante o período da nossa Expansão? Bem… não será o mais positivo. No essencial, era um ensino que se limitava a propalar uma mistura de conhecimentos clássicos (que formatavam as conceções do diagnóstico e da terapia) e de conhecimentos empíricos (oriundos da observação do corpo). Deste modo, como nos explica Martins e Silva, não havia pulsão ou preparação para explorar as novas teorias, conceitos e conhecimentos que se iam divulgando por essa Europa fora, ou até para explorar as vias abertas pelos Descobrimentos portugueses. Galeno, Hipócrates, Avicena e afins reinavam, imperantes, sob a indiferença académica perante o que lá por fora se ia descobrindo. Os avanços de Harvey, de van Leeuwenhoek e dos demais que atrás referimos eram por cá desconhecidos, fosse por contrariarem a tradição fosse por serem de fontes religiosamente suspeitas.

Mais a mais, a prática médica separava, na prática, a medicina da cirurgia. Pois não é verdade que, por alvará régio de 1596, eram estabelecidas penalidades aos cirurgiões que exercessem medicina e aos médicos que praticassem atos cirúrgicos?

Este problema, é verdade, não se restringia a Portugal. Lá fora, o que não faltava eram médicos que criam que não lhes competia tocar nos doentes. Não era incomum o médico observar o paciente, fazer um diagnóstico onde imperava um latinório mal-amanhado e perorava sobre o tratamento a seguir. As coisas mais práticas eram com os cirurgiões, as sangrias eram com os sangradores e os barbeiros, arrancar dentes era com dentistas ou com os barbeiros, e por aí fora.

Claro que não podemos generalizar. Mas essa noção de «distância» que o latim aprofundava fez escola lá fora, sem desprimor para os muitos profissionais que, com particular dedicação e ética, batalhavam e sofriam ao lado dos seus doentes. Muitos, plenamente conscientes do risco, pagavam com a vida tal empenho. O sarcasmo de Molière e de mestre Gil deve ser visto com cautela, como tudo, de resto...

Um outro problema que afetava o ensino médico por cá era que, após aprovação do físico-mor, qualquer um podia exercer, o que representava uma porta aberta a corrupções e a incompetências. Um candidato podia, no limite, praticar as artes médicas sem ter posto os pés numa só aula da universidade e sem ter tido qualquer tipo de aprendizagem formal, que não aquela que ele achava necessária e que o físico-mor certificava...

Uma deliciosa história ilustra bem esta ligeireza. Em 1534, o mesmo ano que viu o incremento das capitanias no Brasil, o rei D. João III deu uma licença especial ao doutor António Lopes, «físico de Évora», para que ele pudesse exercer sem diploma. A causa dessa licença «especial»? O pobre doutor Lopes formara-se há vários anos na Universidade de Alcalá de Henares, onde estudara durante cerca de dez anos, mas não tivera dinheiro para pagar o diploma. Ora o rei permitiu a prática de medicina pelo dito físico eborense, na verdade sem ter grandes provas do seu currículo. Duas curiosidades: o pedido para que um médico sem provas formais dos seus estudos pudesse exercer proveio do próprio físico-mor, ou seja, de quem devia assegurar o rigor académico dos médicos; depois, o facto de o doutor António Lopes ter, nos documentos, a alcunha de *doutor da mula ruça*. Ora esta expressão designa, ainda hoje, um profissional sem qualificações nem qualidade. Significativo...

Por tudo isto que aqui vimos, em 1608 — na altura em que o Império Português estava a ser atacado pelos Holandeses —, decidiu o rei cercear o livre-arbítrio do físico-mor. Entretanto, iam proliferando pelo reino os médicos a quem o povo chamava de «mata-sanos»...

Um derradeiro apontamento. Como eram «colocados» os médicos pelo país fora? Através do que se chamava (e assim se chamou durante séculos) os «partidos médicos», que eram lugares espalhados pelo reino e nos quais os profissionais auferiam de certas condições para exercer. Decerto que essas condições variavam, mas geralmente consistiam na atribuição de uma quantia em dinheiro ou em géneros (ou misto), quantia essa retirada dos rendimentos do concelho. O supracitado doutor António Lopes pertenceria ao partido médico de Évora. Este exemplo, aliás, parece ilustrar um outro problema: a falta de médicos para regiões do interior e/ou menos povoadas. Há falta de melhor, recorria-se aos doutores da mula ruça...

Mas havia falta de médicos no reino por estes séculos? Não sabemos ao certo. Contudo, pelos dados que aqui e ali podemos detetar, os grandes centros não teriam muitas carências, o que já não sucederia com o interior. Em meados do século XVI, o cronista Cristóvão Rodrigues de Oliveira arrola para Lisboa:

- 87 médicos;
- 60 cirurgiões;
- 197 barbeiros credenciados;
- 18 dentistas;
- 46 boticários;
- 25 parteiras;
- 20 cristaleiras.

Se se pensar que por essa altura a cidade tinha um pouco mais de cem mil habitantes, isto dá um(a) profissional por cada 220 habitantes, mais coisa, menos coisa. Nada mau. O problema é que dos 453 profissionais referidos, só 193 (médicos, cirurgiões e boticários) eram superiormente formados, independentemente das deficiências da medicina e da inerente limitação da formação; os restantes eram práticos. O que faz com que o rácio passe para um profissional «superior» por cada 518 habitantes...

No resto do país a fartura não seria tanta, como se comprova com a confessada proliferação de homens e mulheres de «virtudes», de endireitas e de curandeiros. O caso do eborense doutor da mula ruça não será disso outro sintoma?

Mas deixemos os médicos e vamos agora tratar de outros profissionais da medicina, com realce para os cirurgiões e os boticários, sem esquecer os demais...

2.3 OS BOTICÁRIOS, OS CIRURGIÕES E OS OUTROS

Sim, outros profissionais da medicina havia nestes séculos, nomeadamente os boticários e os cirurgiões. Juntamente com os médicos/físicos, faziam parte da trindade profissional «superior» — isto é, com estudos superiores e devidamente credenciada — que cuidava da saúde das gentes.

Para estes profissionais, o ano de 1460 foi importante, pois foi nesse ano que se oficializou a distinção entre as três carreiras. No mesmo ano em que os Portugueses descobriam Cabo Verde, separaram-se as funções do físico-mor e do cirurgião-mor (cujo regimento remontava a 1448), ao mesmo tempo que se reconheceu oficialmente a profissão do boticário. Os nossos médicos de hoje (onde, evidentemente, se incluem os cirurgiões) e os nossos farmacêuticos são os herdeiros diretos desta separação e respetiva especialização.

Os físicos/médicos e os cirurgiões não podiam fazer «remédios», tendo de os comprar aos boticários e de os vender depois aos pacientes com uma margem de lucro; já os boticários só podiam dar as suas mezinhas mediante receita de médico ou de cirurgião, sendo ainda proibido aos boticários a alteração dessa receita. Tinham também os boticários de ter, na sua loja, livro de registo de todas as vendas, com os nomes dos médicos e cirurgiões que as tinham prescrito, bem como o nome do cliente. Tinham ainda os boticários de ter alguns livros básicos para o seu mester, onde se incluía o famoso *Canon* de Avicena (Livro V).

Basicamente, os boticários eram os profissionais especializados que manipulavam as ervinhas e os óleos, as «pedras», as plantas, os pós e os líquidos a partir dos quais se faziam os «enxaropes», os unguentos, as pomadas e as mais variadas mezinhas para os tratamentos. Esses produtos podiam ser de origem vegetal, animal e mineral. Tal como os médicos, também os boticários estavam abrangidos, desde meados de quinhentos, pelo regime do «partido médico», que lhes permitisse abrir a sua botica numa determinada terra. Para o assegurarem, tinham, muitas vezes, de dar contrapartidas ao concelho, como ofertar medicamentos a pobres locais, por exemplo...

A parcela de cristãos-novos entre os boticários era grande. Afinal, eram os herdeiros da rica tradição árabe e judaica. Mas os demais profissionais, e não só, desconfiavam dessa gente. Por isso, as autoridades concelhias pediam com frequência ao rei que proibisse os cristãos-novos (leia-se «judeus») de praticar. Em 1565, no mesmo ano em que foi fundada a cidade do Rio de Janeiro, os boticários de Lisboa foram mesmo proibidos de ter «estagiários» cristãos-novos nas suas boticas. Medida de curto alcance, segundo parece. Continuaram a encontrar-se praticantes e boticários cristãos-novos nesta cidade ao longo dos dois séculos seguintes. Particularmente interessante é o facto de sabermos da existência de mulheres boticárias desde o século XIV. Dirão os antropólogos que o reino das plantas e das ervas — o reino da natureza, enfim — esteve sempre mais próximo da mulher do que do homem, mas isso são outros quinhentos. A nós só resta registar este interessante facto.

Como era a formação destes profissionais, cuja importância pedia meças à dos seus colegas médicos? Para começar, provinham do mesmo local: a universidade. De facto, foi em finais do século XVI que se inaugurou o ensino «boticário» (farmacêutico) na Universidade conimbricense. Para estimular o ingresso de alunos foram abertas vinte bolsas de estudo destinadas a cristãos-velhos.

Era um curso muito prático, sendo essa prática feita fora da universidade. Nos primeiros dois anos os alunos aprendiam latim, que era essencial para a leitura dos manuais e livros científicos e técnicos de então, após o que tinham quatro anos de tirocínio numa botica, sendo seu tutor e mestre o proprietário da botica. Depois desses quatro anos os candidatos a boticários realizavam um exame na Universidade. Os examinadores eram catedráticos de medicina e mestres-boticários da cidade. Os boticários aprovados podiam depois abrir botica em qualquer local do país.

É de salientar que o ofício de boticário padecia do mesmo mal que vimos para os médicos, já que era possível obter acesso à profissão através da aprovação do físico-mor, sendo este processo de certificação concorrente com o ensino da universidade — isto é, desde que o físico-mor achasse bem, um candidato era aprovado sem ter passado pela academia. Este regime de formação manteve-se até à reforma pombalina de 1772.

O ofício de boticário foi talvez aquele que, no campo médico, mais beneficiou com os conhecimentos intercambiados nos Descobrimentos, já que saberes, ervinhas e plantinhas de toda a casta e de toda a parte do mundo foram sendo incorporadas na sua arte. Nesse sentido, a obra do grande Garcia de Orta é exemplar. Mas disso falaremos adiante.

Claro que a ciência do tempo não podia aproveitar todas as potencialidades desses produtos — como o prova a fantasia em torno da famosa «pedra bezoar», que adiante trataremos —, pelo que o avanço da profissão foi relativo.

FIGURA 2.3

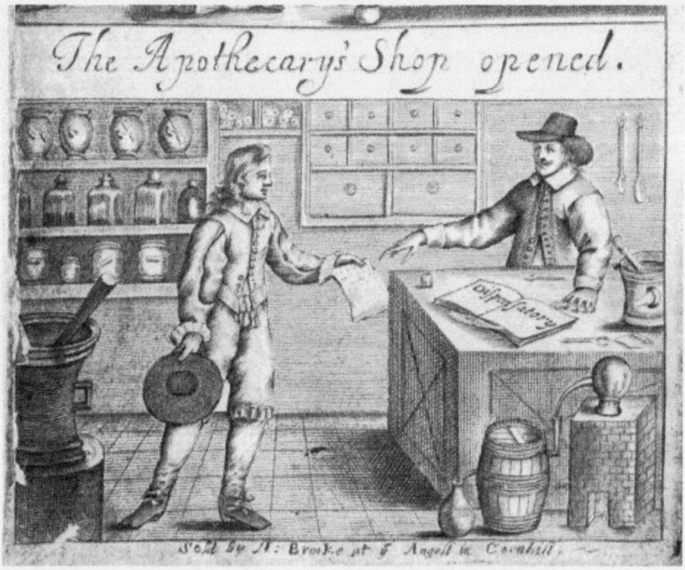
The Apothecary's Shop opened.
Dispensatory
Sold by N: Brooke at ye Angell in Cornhill.

Boticário inglês do século XVII.

Depois, havia os cirurgiões.

Decerto existia uma panóplia de profissionais que aplicavam a mui prática arte da cirurgia, vista por alguns, ao tempo, como um campo médico menor. Pois não proibiam as normas de Hipócrates que o médico tocasse no doente, a não ser para lhe tomar o pulso? Não é por acaso que, em pleno século XVII, o sobranceiro deão da salubérrima e prestigiadíssima Faculdade de Medicina da Universidade de Paris dizia dos praticantes de cirurgia: «Os audaciosos desígnios desses canalhas sem vergonha serão refreados.»

Mas não foram refreados. Alguém tinha de fazer aquilo... Seja como for, e apesar de o digno deão se referir mais aos «práticos» sem formação académica que aos cirurgiões encartados, a frase acaba por ser reveladora. Ainda em França, não menosprezavam os médicos essa figura tão interessante da cirurgia que foi Ambroise Paré (1510–1590)? Estamos a falar de um profissional «cirurgião-barbeiro» que chegou a médico pessoal do rei Henrique II e que, como cirurgião de guerra, aperfeiçoou as técnicas de amputação e de laqueação de vasos, de suturas e de incisões, bem como o uso de próteses; foi o mesmo que tentou extrair conclusões de eficácia de novos tratamentos com uma metodologia que pressagia a medicina atual. O tempo repõe justiças, pois Paré é hoje tido como o pai da cirurgia francesa. Dos seus detratores não reza a História, a não ser como notas de rodapé nas suas biografias. É bem feita... Estas observações marginais sobre os Franceses não são à toa. Paris — como Salamanca ou Alcalá — era um dos grandes modelos do ensino médico em Coimbra.

Voltemos então a Coimbra. Datará de *circa* 1546 (o ano do segundo cerco de Diu) a introdução das primeiras anatomias entre nós. Para que tal prática avançasse, ordenou o rei D. João III ao corregedor da comarca de Coimbra que este fornecesse cadáveres à faculdade de Medicina... Não sabemos se antes se faria tal prática, pelo que esta data permanece como marco. Nota curiosa: o problema do fornecimento de cadáveres «frescos» às universidades para o ensino da anatomia manteve-se nos séculos seguintes por toda a Europa, e em Portugal. Os enforcados começaram por ser os primeiros alvos, retirados da forca e entregues aos lentes para dissecação; porém, isso era insuficiente. Tal insuficiência fez prosperar um ofício tão tenebroso como proveitoso: os ladrões de cadáveres. Eram homens que roubavam corpos recém-enterrados para os vender às faculdades. Curiosamente, por falta de regulação e por falta de queixa dos afetados — como é de supor —, a atividade estava no limbo da legalidade.

Em casos extremos (ainda que raros), quando a procura era muita e a oferta escasseava, alguns destes «ressurrecionistas» assassinavam sem-abrigos para suprir a demanda de corpos. Assim se prova como a lei da oferta e da procura e a livre-iniciativa em roda livre arranjam sempre forma de beneficiar alguém...

O ensino formal e universitário da cirurgia entre nós deu novo passo com a criação da cadeira de anatomia na Universidade de Coimbra, em 1556. Por essa altura, já se fazia o mesmo em Lisboa, no Hospital Real de Todos os Santos. Aliás, o primeiro catedrático da nova cadeira, um médico granadino chamado Rodríguez de Guevara, só lá esteve um ano, pois em 1561 foi substituído por João Bravo Chamisso, que — note-se — reunia duas características raras: era português e era barbeiro de origem. João Bravo Chamisso ocupa um lugar de relevo no ensino da anatomia, tendo escrito uma obra sobre o assunto para ilustração dos colegas barbeiros: *De Medendis Corporis Malis per Manualem Operationem* (1605). O manual reunia apontamentos úteis, instruções relevantes e divagações alquímicas, mistura que é muito fruto do seu tempo. Seja como for, a Inquisição é que não se compadeceu com a estatura de Chamisso, pois perseguiu-o e expulsou-o do ensino...

Eram então estes profissionais (dos cirurgiões encartados e respeitados aos humildes e práticos barbeiros) que faziam as tão comuns sangrias, que aplicavam as «bichas», que arrancavam dentes, que repunham os ossos no sítio, que faziam pensos, enfim, eram eles que realizavam os atos que os médicos evitariam. No meio do sangue, das tripas e dos gritos do doente, eram eles que punham as mãos na massa, com a sageza e rapidez que a operação exigia, pois devido à ausência de anestesia tentava-se abreviar a dor. Claro que tudo isto era muito perigoso. A falta de desinfeção (ainda que o cirurgião e/ou o barbeiro fossem pessoas limpas), o risco de hemorragia, as dores, os gritos do doente e o recorrentíssimo problema das infeções eram pesadelos que assombrariam, decerto, estes homens. Gente corajosa, afinal...

FIGURA 2.4

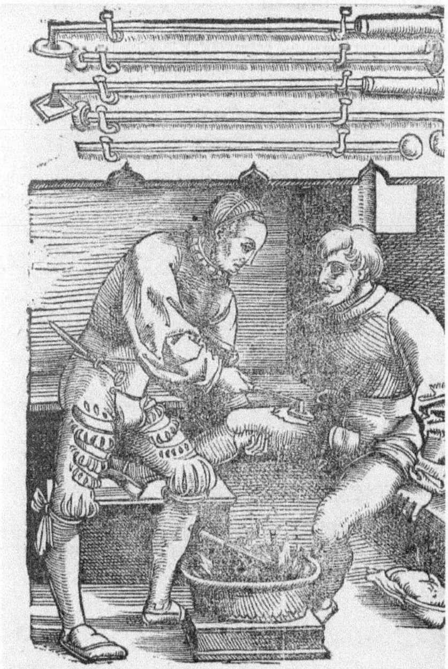

Cirurgião cauteriza a ferida de um soldado (século XVI).

Por fim, havia os outros.

E os outros eram muitos. A falta de médicos e de cirurgiões por esse reino fora e de boticários nos locais mais recônditos do reino levava ao aparecimento de curiosos e amadores, cuja formação variava tanto quanto a sua competência e boa-fé. Para regulamentar, tanto quanto possível, essa turbamulta diversa, foi decidido, em 1565, exigir aos sangradores (praticantes de sangrias) uma carta formal para o exercício do ato, o mesmo sucedendo com as parteiras, cuja aprovação dependia da Câmara de Lisboa, depois de serem escrutinados os costumes e a higiene das candidatas.

Em 1620, o mesmo ano em que foi instituído o estado brasileiro do Maranhão, havia em Lisboa 153 cirurgiões-barbeiros (sangradores) com oficina aberta, uma média de um sangrador para dez habitantes. Talvez houvesse mais, contando com sangradores «avulsos» e sem loja. Enfim, como dizia o povo, por essa altura: «Em Lisboa, nem boa purga nem má sangria...»

O ofício de sangrador foi-se desgastando ao longo do tempo, alvo das progressivas investidas dos médicos, que, gradualmente, foram tentando reservar para si tal ato médico. Outro fator da sua quebra foi o decréscimo gradual do uso de sangrias. Ao longo do século XVIII, em Portugal, a profissão foi definhando, até ser extinta oficialmente em 1870. Na década de 1860, sabemos só terem sido feitas no Hospital de São José (sucessor do Hospital de Todos os Santos) uma média de menos de duas sangrias por dia... O último cirurgião-sangrador português, um tal Estevão Pedroso, acabaria os dias como cirurgião-extraordinário do hospital, posição para a qual foi repescado graças à sua experiência de muitos anos...

Mesmo assim, não é difícil supor que, pelo reino, muitos praticantes exercessem por aí, sem rei nem roque, suprindo as carências de profissionais qualificados...

Falta falar das cristaleiras. Eram as mulheres que aplicavam os tão comuns clisteres. Como o povo pronunciava mal a técnica, dizendo as mais das vezes «cristel» em vez de «clister», eram por «cristaleiras» que eram conhecidas. Não vale a apena descrever o seu mester, que, de resto, ainda hoje é usado; é mesmo das poucas coisas medicinais desses séculos que sobreviveu. O seu regimento estava aprovado pelas câmaras municipais onde exerciam o ofício. Tanto quanto se sabe, o ofício sobreviveu até ao final do século XVIII.

FIGURA 2.5

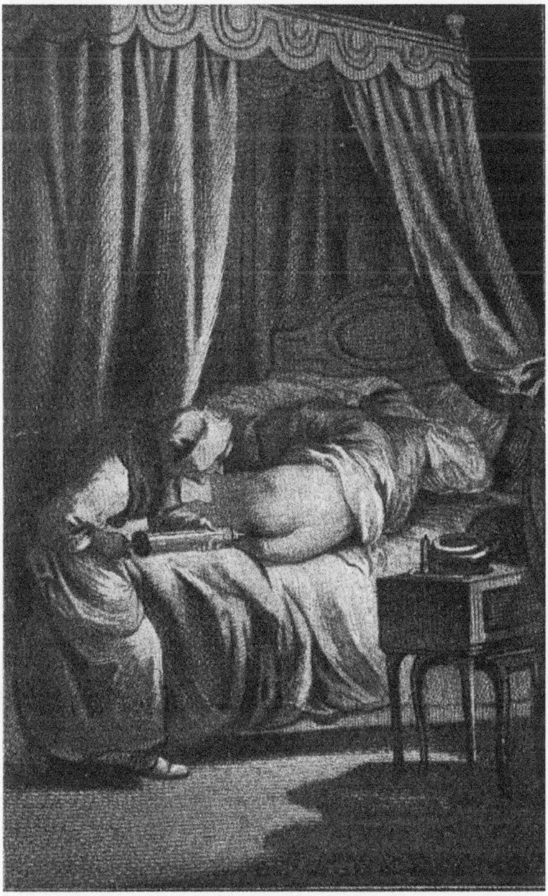

França, século XVIII. Uma cristaleira faz o que tem a fazer.

FIGURA 2.6

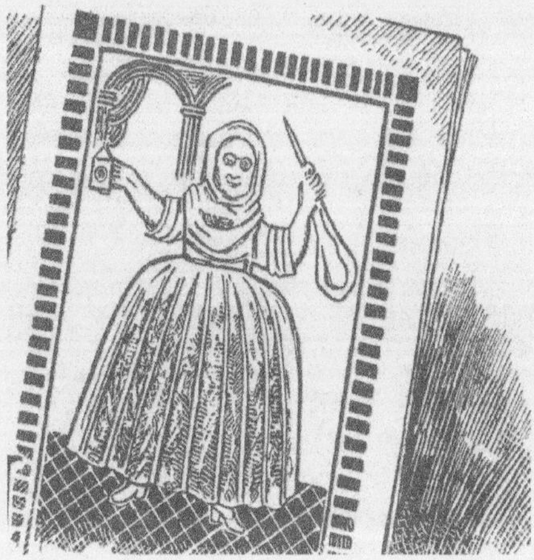

Cristaleira portuguesa do século XVIII (desenho de Rocha Vieira).

2.4 TERAPIAS, REMÉDIOS E MEZINHAS

Que armas tinham estes médicos, estes boticários e estes cirurgiões para combater a doença e as feridas com que se deparavam? Pouco armados perante qualquer maleita, com débeis conhecimentos técnicos e com uma base teórica errónea, equipados apenas, as mais das vezes, com a sua boa vontade e com o seu espírito de missão, os profissionais de medicina destes séculos estavam, frequentemente, impotentes. Teriam consciência de tal? Talvez. Os mais sages decerto estariam cônscios do que não sabiam, que é o primeiro princípio da sabedoria; os menos sages estariam convictíssimos do seu suposto saber, exibindo tal «sabedoria» com o usual orgulho dos ignorantes. Era sobretudo sobre estes que recaía a sátira dos melhores autores.

Voltemos à nossa questão: que armas tinham estes profissionais para combater a doença?

Um excerto de uma peça de Molière (*O Doente Imaginário*, 1673) mostra-nos o exame final de um candidato a médico numa universidade francesa no século XVII. Os doutos examinadores colocam, num latim risível, uma questão ao candidato: qual o melhor tratamento para uma determinada doença? O candidato responde:

> *Clysterium donare, Postea seignare, Ensuita purgare.*
> (Dar clister, depois sangrar, em seguida purgar.)

Satisfeitos, colocam ao candidato a questão seguinte, descrevendo uma série de hipotéticos sintomas:

> *Habet grandam fievram cum redoublamentis, grandam dolorem capitis, et granda malum au coté, cum granda difficultate et pena de respirare. Veillas mihi dire, docte bacheliere, quid illi facere?*
>
> (Tem grande e redobrada febre, grande dor de cabeça e grande mal no flanco, com grande dificuldade e dores ao respirar. Quereis dizer-me, douto bacharel, o que lhe devemos fazer?)

Note-se a má qualidade do latim, o que serve não só para ridicularizar os examinadores, mas ainda para que o público entenda. O candidato a médico, sem hesitar, responde o inevitável:

> *Clysterium donare, Postea seignare, Ensuita purgare.*

Afinal, o candidato apenas respondia sempre com essa fórmula: clisteres, sangrias e purgas. Aos examinadores, satisfeitos, resta aprovar tão sapiente candidato e dar-lhe o merecido título de médico:

> *Bene, bene, bene respondere. Dignus, dignus est intrare in nostro docto corpore.*
>
> (Bem, bem, bem respondido. Digno, digno é de entrar na nossa douta corporação.)

Por trás da sátira, uma dura realidade. Estes homens de seiscentos, como os seus antecessores, dispunham de escassas armas para tratar a doença.

A começar pelo diagnóstico... Olhando para o doente que os consultava, os médicos constatavam uma eventual febre sem a poder medir, palpavam o pulso sem quaisquer instrumentos, viam o aspeto geral do(a) doente a olho nu, observavam a pele, o sangue, as fezes e a urina, tarefa a que dedicavam grande fervor e empenho. Numa cena do filme francês *Le Ridicule* (Patrice Leconte, 1996), cuja ação decorre na corte de Versalhes do século XVIII, um médico examina o sangue de um doente que caíra de um cavalo e que fora sangrado. Cheira-o, prova-o, medita. Do que constatou tira as suas conclusões, dissertando sobre a dieta do paciente, o local onde reside, o clima em que vive, a sua constituição física e os seus hábitos. Tudo pela observação do sangue. Erra em tudo. Seria de esperar outra coisa?

Mas as descrições de Molière e do filme de Patrice Leconte são artísticas e satíricas. Desconfiemos destas descrições da realidade... Contudo, o que sabemos referente aos diagnósticos não diverge substancialmente do que acabámos de descrever.

O protocolo exigia que se palpasse o pulso, o que era essencial como meio de diagnóstico; via-se a urina, constatando a cor, a espuma, o cheiro, a limpidez, a hipóstase (sedimentos) e, amiúde, o sabor; analisam-se as fezes, constatando a sua coloração, consistência e fedor; observa-se atentamente o sangue e a cor e aspeto da pele, bem como a língua; verificavam-se outros sinais (tosse, suores, «vapores»). Será um diagnóstico que podemos apelidar de superficial e pouco revelador, mas não esqueçamos que estes homens tinham apenas, como instrumentos de diagnóstico, os seus cinco sentidos.

Observemos um caso concreto bem documentado e que já atrás aflorámos. Em 1742, o nosso rei D. João V teve um AVC, então descrito como «um estupor que o privou dos sentidos e ficou teso de toda a parte esquerda, com a boca à banda». Enquanto o rei repousava no real leito rodeado de pagelas, de mitras, de rezas e de estatuetas de santinhos, o que faziam os seus médicos? Sangraram-no, claro, e deram-lhe, à laia de primeiros socorros, uma infusão purgante de açafrão, «xarope áureo» (provavelmente uma mixórdia feita à base de açúcar de cana) e «pós cornichinos» (desconhecemos o que seja). Depois, reuniu-se uma junta médica para fazer o diagnóstico, na qual se incluíam todos os físicos e os cirurgiões do paço. Uns diziam que a causa de tal achaque (os termos «trombose» ou «AVC» nunca são referidos) se devia ao costume que o monarca tinha de dar despacho depois de comer; outros defendiam que tal sucedera porque o rei era guloso; outros garantiam que tal fora causado pelo facto de o monarca beber água do Chafariz d'El-Rei (que era o principal chafariz de Lisboa, lembre-se); uns tantos acusaram os cirurgiões reais de serem os culpados do ataque, por cobrirem as úlceras das pernas de el-rei com unguentos à base de ouro. Por fim, a opinião dominante foi a que afirmou que o ataque fora provocado por um tratamento à base de essência de *Ambarum griseum* (essência de âmbar), mistela que era dada ao monarca como afrodisíaco e espevitante sexual... A decisão final da junta médica foi parar a aplicação desses remédios todos e enviar o rei a banhos termais para o Hospital das Caldas da Rainha. É certo que esta descrição se baseia numa crónica literária de Júlio Dantas (em *O Amor em Portugal no Século XVIII*, 1915). Mas Júlio Dantas era médico, por isso, apesar da ironia, não falaria à toa...

Ora obrigados, como estamos, as mais das vezes, a «ver» a atuação dos físicos destes séculos através dos mordazes olhos dos escritores (por tal sejamos cautelosos), espreitemos agora mestre Gil Vicente, no seu *Auto dos Físicos* (1524). Resumo do auto: um clérigo anda mal de amores e, por não ser correspondido, sente-se perturbado e adoentado. Vem um primeiro físico, um tal mestre Filipe, que o examina, o interroga e lhe prescreve:

> Ora será bom que tomeis/clister d'água de cevada/com farelos misturada./E sabeis que comereis?/Uma alface esparregada. [...] Fazei o que vos eu digo/qu'essa febre é velhaca/procede da

> cardíaca./Atentais no que vos digo?/Até vermos se se aplaca/ faç'ele embora as urinas/e pela manhã eu virei/entendeis? e vos direi/entendeis? se são sanguinhas/entendeis? Então virei. [...]/ Guarde-vos Deus de [beber] senão água tal/entendeis? cozida com rosmaninho/entendeis? Não façais [outra coisa].

Depois, surge um outro físico, um tal mestre Fernando, referido especificamente como «sorlogião» (cirurgião), que questiona o paciente:

> De que vos sentis?/Mostrai esse braço cá:/isto procede dos rins/ou pulso cordis será./Mijastes no urinol/que vos faça boa prol? [...]/Pois sem isso quem saberá/s'é da chuva s'é do sol?/Dizem os nossos doutores/ouvi-lo? Ouvis que vos digo?/*Non est bona purgatio amigo/illa qui incipit con Dolores*/porque traz fleuma consigo/e *illa qui incipit trarantram/quia tralarum est*/ouvi-lo? De físico sou eu mestre/mais que de cirurgião...
>
> [Note-se, como mais tarde, em Molière, o fraco latim debitado pelo «sorlogião».]

Depois, claro, dá-lhe a «receita»:

> Ora vos faço a saber/que há de comer cousa leve./Nem a lebre nem coelho/nem o porco nem cação/congro, lampreia, tubarão/não coma ao meu conselho/inda qu'estivesse são./[Coma] uns poucos de grãos torrados/não sejam muito salgados/e amanhã eu virei cá...

Segue-se um tal mestre Henrique, que é castelhano e é nesse idioma que debita as suas falas. Por esse motivo não as transcrevemos, antes as resumimos. Mestre Henriques toma o pulso e constata que essa é uma «febre sincopal» e «podrida» (podre), fruto de uma enorme melancolia. Prescreve uma sangria, uma dieta rigorosa, um purgante de alcachofra e clisteres.

Finalmente, eis que chega um tal mestre Torres. Este leva o diagnóstico para o lado da astrologia:

> Bissexto é o ano agora/em Piscis estava Júpiter/Saturno há de desfazer/quanto natureza melhora/bem há 'qui que proteger/também em Piscis a lua/isso foi em quarta feira/Mercúrio à hora primeira/não vejo causa nenhuma/para febre verdadeira./E também deste ajuntamento/dos planetas desta era/não sei, não sei, mas por mera/astronomia não sei eu sento/não sei que é nem que era/mas há de saber quem curar/os passos que dá uma estrela/e há de sangrar por ela/e há de saber julgar/as águas [urina] numa panela./E há de saber proporções/no pulso se é ternário/se altera se é vinário/e saber quantas lições/deu Ptolomeu a el rei Dário/e quem isto não souber/vá-se beber disso mesmo/e mestre Nicolau quer/e outros curar a esmo/ora agora quero ver./Mostrai cá ora e veremos/este pulso que nos diz./Ouvis que altera? Ora chis/que antes que nos casemos/haverá outro juiz./Isto procede do baço...

E logo propõe uma nova dieta, sempre associada à astrologia:

> Não coma senão lentilhas/si? Ou abóbara cozida/si? E assi Deus dará vida/si? E dêem-lhe caldo d'ervilhas/si? Qu'esta febre é parida./Água cozida lhe dareis/com avenca si? Então amanhã lhe tirarão/algum sangue si? Entendeis?/Si? Então si? Logo é são/porém a falar verdade/segundo seu pulso está/e segundo os dias que há/e segundo a viscosidade/e segundo eu sinto cá/e segundo está o zodíaco/e segundo está retrógrado/Júpiter confessado/há mister, que está mui fraco/si si si, bem trabalhado.

No auto, todavia, a estultícia dos físicos não passa despercebida aos amigos do frade... Um moço que a tudo isto assiste desabafa, sensatamente, ao perceber que a causa da maleita do clérigo é apenas um desgosto de amor:

> Por deus em grande embaraço/vejo eu estes doutores. [...]/ Que levais mui bom caminho/está a doença em Bilbau/vós ides para entre Douro e Minho.

Enfim, sem instrumentos para efetuar diagnósticos decentes, perante um corpo doente que ocultava os seus males dos sentidos do físico, baseados numa teoria errada à partida, como seria possível estes profissionais serem eficazes? E além de não conseguirem nem saberem levar a cabo diagnósticos capazes, os médicos tinham ainda à sua disposição um débil, e tantas vezes vão, arsenal terapêutico: sangrias, dietas, purgantes, banhos termais, vomitórios, clisteres, xaropes, aplicação de «bichas» (sanguessugas), ventosas... Tinham ainda à disposição ervinhas e pozinhos a partir dos quais receitavam as mezinhas aos colegas boticários. De igual modo, podiam prescrever dietas à base de pratos «levezinhos» como os caldinhos de pombo (ou de galinha) que deram a D. João V, o vinho muito diluído em água que sugeriram a D. Duarte, a maçã e a alface cozidas que recomendaram ao cardeal D. Henrique...

Nada tinha real base científica. Nem mesmo aquilo que ainda hoje a medicina prescreve e utiliza como propiciador da saúde e do bem-estar, como as boas dietas, os clisteres e o uso de águas termais. Quando muito, era por observação empírica que atuavam, percebendo pela experiência que «isto faz bem», mas «aquilo faz mal». Nada, todavia, de sistemático, nada de estruturado em bases científicas.

Valia o seu esforço e empenho, o que não os livrava da pena corrosiva dos escritores... Afinal, foi por ter essa sede de conhecimento, foi por estar insatisfeito com os fracos resultados dos seus estudos e da sua prática que o Doutor Fausto vendeu a alma ao diabo em troca de conhecimento. O dramaturgo inglês Christopher Marlowe criou a personagem por volta de 1590 (na altura em que D. António, *Prior do Crato*, tenta invadir Portugal com auxílio inglês, para destronar Filipe I), mas Fausto não existiu. Há, é certo, uma versão que acredita tratar-se de um médico português da corte londrina — um tal Rodrigo Lopes. Mas não é claro.

Mesmo assim, aqui e ali conseguiam alguns sucessos. Sabemos que algumas operações eram relativamente bem-sucedidas, como a extração de cataratas, por exemplo.

Outro caso curioso foi a atuação da medicina perante as pestes, fenómeno recorrente ao longo destes séculos. Os médicos desconheciam os mecanismos de contágio e não sabiam que a doença era transmitida pela pulga do rato. Mas, à cabeceira dos seus doentes (e muitos físicos morreram disso, sabendo dos perigos), foram percebendo alguma coisinha. Assim, impunham quarentenas aos navios e às urbes, mal os primeiros sinais surgissem; do mesmo modo, desaconselhavam a passagem de gado pelas ruas durante um surto pestífero e desaconselhavam o uso de roupas de pelo grosso e longo; defendiam a rápida inumação dos cadáveres e a queima das suas roupas; pugnavam pela higiene de ruas e casas.

Nada disto era tolo. O isolamento e a quarentena são uma forma eficaz (como sabemos por experiência recente) de cercear a propagação de uma epidemia. Da mesma forma, os médicos percebiam que as pessoas que usavam tecidos lisos eram menos afetadas que as que usavam tecidos peludos; por isso interditaram as roupas felpudas e a passagem de gado, pois o pelo dos animais e dos trajes constituía um bom *habitat* para a pulga. Também se percebe a recomendada urgência em enterrar os cadáveres e em queimar as suas roupas, claro. Os médicos podiam não saber explicar ao certo a racionalidade destas medidas, mas chegavam lá por mera observação e constatação...

É certo que também achavam que a peste se podia pegar meramente através do olhar, tal como criam que queimar ervinhas, fazer fogueiras odoríferas ou disparar canhões ajudava a debelar a pandemia. O motivo destas ideias era simples e leva-nos às erradas bases científicas do tempo: se a peste era originada pela «corrupção dos ares» (tal como os humores corrompidos originavam as doenças), então «agitando os ares» repunham-se os bons eflúvios e afastavam-se os miasmas pestilentos...

FIGURA 2.7

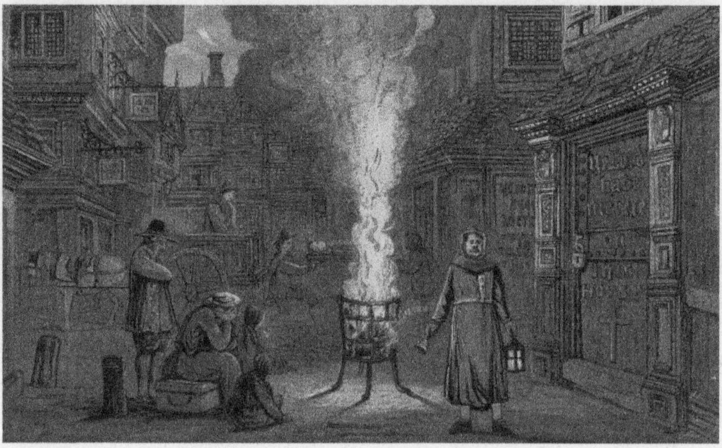

Numa vila inglesa seiscentista atacada pela peste, uma fogueira arde por prevenção (notem-se as casas marcadas pela cruz: estão de quarentena).

Os Descobrimentos trouxeram alguns avanços. No capítulo seguinte, que aborda esse aspeto, veremos como as novas ervas e substâncias desbravaram caminhos; veremos, também, como a abertura mental, trazida pela própria abertura do mundo, influiu no progresso geral da ciência, através do experimentalismo.

Claro que os mitos e os equívocos continuaram, mesmo durante os Descobrimentos. Um bom exemplo de um mito médico desse tempo e que foi consequência dos Descobrimentos é a famosa «pedra bezoar», uma espécie de massa rija forjada no aparelho digestivo de vários animais, sobretudo de ruminantes. Um bezoar pode ser originado pela acumulação no estômago de cabelos, de materiais não digeridos, de areia e pedras. As pérolas, por exemplo, são uma espécie de bezoares. Pois bem, entre os séculos XVII e XVIII, cria-se que os bezoares eram excelentes para debelar doenças e para expurgar venenos. Em Goa, os jesuítas do Convento de São Paulo faziam um bezoar artificial a partir de uma mistura de argila, resina, conchas, âmbar, almíscar, lodo, pó de dente de narval, pedras preciosas e ópio. Raspada ou esfregada numa ferida, era tida como remédio santo. Também podia ser usado ao peito, como amuleto...

Antes de passarmos ao capítulo seguinte, que tratará das instituições assistenciais desta época, deixemos um breve apontamento para uma terapia tão comum e tão típica destes séculos: a famosa sangria.

Na lógica da medicina hipocrática, a sangria consistia num golpe, dado com uma certa técnica em certas partes do corpo, com o objetivo de «drenar» ou «expurgar» algum sangue «em excesso» para repor a boa e correta ordenação dos humores. Era, provavelmente, a terapia mais usada. Joaquim Barradas (ver bibliografia) afirma mesmo ter sido a técnica terapêutica mais usada na História da medicina. O enamorado clérigo de Gil Vicente não lhe terá escapado, coitado; nem os doentes dos médicos satirizados por Molière. Nem ninguém que fosse a uma consulta, aliás.

As sangrias eram geralmente prescritas pelos médicos e feitas pelos sangradores/cirurgiões, pois durante muito tempo não era usual que os físicos fizessem qualquer «trabalho manual». O cirurgião/sangrador munia-se de tesoura, de pinça de dissecação, de uma sonda-cânula, de uma bacia de sangrador, de um bisturi, de uma lanceta e de uma pedra (a que chamavam de pedra-infernal) com forte poder abrasivo no contacto com a pele — na verdade, a pedra-infernal era nitrato de prata em estado sólido. Tinham ainda material para fazer um penso, composto de tiras de linho envelhecido.

Sentado numa cadeira, com a manga arregaçada e uma toalha a fazer de babadouro, o doente expunha a prega do cotovelo ao sangrador, sentado à sua frente. A prega do cotovelo era o lugar do corpo mais usado, mas também se podia usar os tornozelos e até a testa. Palpando a prega do cotovelo com cuidado, o cirurgião/sangrador tomava todas as precauções para não ferir a artéria humeral. Isso era o maior temor do cirurgião, pois uma «sangria desatada» podia provocar uma hemorragia mortal. Por ação do garrote, as veias ficavam salientes sob a pele, e então o cirurgião/ /sangrador pegava no cotovelo do doente, retirava a lanceta (que segurava entre os dentes) e massajava o antebraço para potenciar a dilatação venosa.

Depois, segurava o braço do doente com força e cortava longitudinalmente a veia, numa extensão de alguns milímetros. Nesse momento, o ajudante — se o havia — aproximava a bacia, enquanto, usando os dedos, o cirurgião/sangrador mantinha os bordos da ferida abertos. O sangue ia fluindo, cada vez com menos força, o suficiente para encher a bacia. Então, a uma ordem do cirurgião/sangrador, o ajudante desfazia o laço do garrote. Por fim, era feito o penso...

Quanto sangue era extraído? De um modo geral a coisa andava em torno de seis a onze onças (180 a 360 cm^3). Como se decidia a quantidade de sangue a ser extraído, não sabemos ao certo. Todavia, isto assume um tom mais tenebroso se soubermos que, antes das descobertas de Harvey, se pensava ter o corpo humano à volta de 11 litros, daí derivando que era normal fazerem-se sangrias várias vezes ao dia, com a extração de grandes quantidades de sangue. Aliás, médicos famosos — como o afamado físico italiano Leonardo Botallo (1530–c.1587) — garantiam que se podia sangrar uma pessoa com liberalidade, pois o organismo era uma fonte inesgotável de sangue, que se regenerava imediatamente entre cada sangria... Há casos em que tiravam até dois litros de uma só vez. Mais adiante, referiremos a prática das sangrias a bordo das embarcações, vendo como eram frequentes e quais os seus (nefastos) efeitos...

Na verdade, o corpo humano tem uma quantidade variável de sangue, que pode ir de cerca de quatro litros ou menos (no caso de uma mulher adulta de pequena estatura e peso) até aos sete litros (no caso de homem adulto alto e musculoso). Imagine-se o que resulta da extração de dois litros de enfiada ou de efetuar duas/três sangrias por dia, com 400 ou 500 cm^3 de sangue extraído a cada vez. Aliás, havia um termo técnico para designar as sangrias que deviam ser feitas até o doente empalidecer: eram o *saigner à blanc* (sangrar a branco). Sim, «sangrava-se em branco» em casos mais extremos. Já nas crianças recomendava-se que a sangria fosse feita até os seus lábios ficarem azuis. Outros perigos decorriam das sangrias, nomeadamente as infeções e as hemorragias, tudo decorrente da violência do ato e da falta de cuidados de assepsia.

As sangrias produziam resultado? Na melhor das hipóteses não acontecia nada, e o pobre doente lá ia recuperando, apesar da sangria. Na pior das hipóteses, seria muito danosa. Mas usava-se a sangria para quase tudo, fossem padecimentos de teor neurológico/mental fossem feridas, úlceras, febres ou doenças avulsas. A lógica hipocrática abrangia tudo; a sangria era para tudo e para todos. No Hospital Real de Todos os Santos, no século XVII, no período em que Portugueses e Holandeses lutavam pelos respetivos impérios, faziam-se cerca de cinquenta sangrias por dia; nenhum braço estava a salvo. Vejamos alguns casos famosos do uso e abuso das sangrias.

Em 1598, Filipe I de Portugal sofre de febres terçãs, de gota e de pitiríase. É sangrado e morrerá por essa altura. Em 1621, o seu filho Filipe II tem erisipela, diarreias, «melancolia» e vómitos. Diagnosticado pelos seus médicos com um «tabardilho forte» (qualquer coisa entre o sarampo, o tifo e a peste suína), será profusamente sangrado, finando-se também pouco depois. Durante o seu reinado, entre 1643 e 1683 (embora afastado do trono em 1667), o rei Afonso VI será ferido por touros durante as suas pícaras incursões noturnas por Lisboa. Será sangrado, claro, na companhia de freirinhas amigas do convento de Odivelas que também o foram «para fazer cortesia a Sua Majestade». Em 1703, o seu irmão, o rei D. Pedro II, sofre de uns «defluxos de estelício», segundo os seus físicos. Está prostrado, defeca abundantemente, tem febre, expetoração purulenta e espirra muito (descrição coeva); por isso será abundantemente sangrado e sobrevive até 1709, quando se fina após um «flato rijo», que ainda hoje não se sabe o que terá sido, mas para o qual foi devidamente sangrado. Ainda em 1709, o rei D. João V tem caroços no pescoço. Sangrado... O mesmo monarca, em 1711, sofre de flatos e em 1716 padece de depressão. Será sangrado em ambos os casos. Em 1742, o mesmo monarca terá um AVC, sendo sangrado, como já se viu. Em 1757, o rei de França Luís XV sofre um atentado e é esfaqueado. Quase desfalecido pela perda de sangue, é tratado pelos seus médicos, com sangrias, claro... Em 1799, o primeiro presidente estado-unidense, George Washington, sofre de uma faringite grave. O seu médico submeteu-o logo a várias sangrias — tendo sido depois acusado de lhe provocar a morte por isso mesmo.

Parece que por essa altura já a técnica começava a causar dúvidas no corpo médico. Mas, mesmo assim, nos campos de batalha napoleónicos (aqui entramos já no século XIX) a sangria era ainda usada em homens com feridas normalmente provocadas por estilhaços, por armas brancas ou por projéteis; isto é, feridas sangrantes. O que faziam os médicos? Escusado dizer... O historiador militar John Keegan descreve essas cenas cirúrgicas no seu livro *The Face of Battle* (*O Rosto da Batalha*, ed. Fragmentos, 1976). Note-se que, muitas vezes, a sangria era acompanhada de outros tratamentos, como se viu no caso do real achaque do nosso D. João V: dietas, águas termais, clisteres, «bichas», «enxaropes», infusões e muita, muita fé... Mas a sangria, a boa e velha sangria, era recorrente e básica. Terminemos com Molière, que em 1670, na sua peça *Monsieur de Pourceaugnac*, colocava na boca do médico esta fala:

> Para dar remédio a essa pletora obturante e a essa cacoquimia luxuriante por todo o corpo, sou de opinião que [...] as sangrias sejam frequentes e abundantes. Em primeiro lugar, da basílica, depois da cefálica* e até, se a doença for teimosa, que se lhe abra a veia da testa e que a abertura seja larga, a fim de poder sair muito sangue...
>
> (*Veias do braço.)

Por aqui se percebe a prevalência e a omnipresença das sangrias, pois só em meados de oitocentos é que a técnica foi abandonada de vez. Como se viu, a data coincide com a aposentação do derradeiro sangrador luso... Dois mil anos depois de começar a ser usada, a sangria passava à História.

2.5 ASSISTIR E TRATAR: COMO E A QUEM?

Antes de começarmos a falar sobre as instituições assistenciais que cuidavam dos desvalidos, fossem eles doentes ou «meros» pobres, convém que se diga que as instituições a todos eles dedicadas atravessaram duas fases organizacionais durante estes séculos de que temos vindo a falar.

Numa primeira fase, ao longo do século XV, a assistência era subsidiária de uma visão cristã caritativa, fragmentária, individual e casuística, herdada de uma Idade Média que fenecia lentamente. Essa visão reflete-se no carácter e tipologia dessas instituições, como se verá.

Numa segunda fase, a partir dos finais do século XV e mais acentuadamente ao longo dos séculos XVI e XVII, essa visão — que não desaparecerá, note-se — começa a ser permeável à necessidade de uma maior profissionalização, especialização e centralização. O espírito caritativo cristão mantém-se, decerto, mas apoia-se agora em novas instituições hospitalares/assistenciais mais organizadas, mais complexas e menos fragmentárias. Por outras palavras (quiçá desajustadas para o tempo), o «profissionalismo» vai substituindo a «boa vontade amadora», e sempre sob a égide do cristianismo.

Paralela a esta evolução estão as alterações sociais trazidas por uma sociedade em mudança (também devido aos Descobrimentos portugueses e europeus) e pela lenta, mas imparável, afirmação do Estado central moderno, com o consequente alargamento da sua esfera de ação a todos os vetores da sociedade, mesmo aos que até aí eram apanágio de particulares ou de instituições da chamada «sociedade civil» (Igreja, corporações, confrarias, irmandades).

Um outro aspeto que devemos levar em conta é que a noção de «pobre», que tantas vezes descortinamos nos documentos e nas crónicas, esses «pobres» que eram o alvo de dedicação, de caridade e de atenção por parte dos cristãos piedosos, essa noção de «pobre», dizíamos, era mais lata do que hoje. Na Idade Média e durante grande parte da Idade Moderna, aquela que mais genericamente associamos aos

Descobrimentos portugueses, o «pobre» é aquele que está desprovido de poder, que está, de algum modo, dependente de terceiros para (sobre)viver com um mínimo de dignidade. Por isso, tantas vezes ouvimos uma poderosa rainha queixar-se de ser uma «pobre mulher» pelo mero facto de ser uma dependente quarentona, ou ouvimos aquela viúva ser designada de «pobre viúva», somente por ter deixado de ter um homem que a protegesse. «Pobre» era o idoso, a criança órfã, a velhota, o doente; mas também aquele(a) que vivia sozinho(a), o(a) aleijado(a), mesmo se autónomo(a); e era ainda o viandante que estava longe do seu lar, ou o peregrino que corria os caminhos *xacobeos* (ou outros) dependendo do amparo das gentes por onde passava; e também era a moça nova que não tinha dinheiro suficiente para o seu dote. Enfim, «pobre» era todo aquele que de facto necessitava de algo ou de alguém, permanentemente ou momentaneamente, não estando em situação para satisfazer de modo autónomo essas necessidades.

Contudo, é de enfatizar que as gentes destas épocas eram particularmente picuinhas com quem ajudavam. E aqui distinguiam bem e com grande escrutínio os honestos pobres «honrados» (ou «envergonhados») dos calões e dos vadios, esses «pobres profissionais» que tentavam esmifrar a caridade alheia, apesar de terem meios para se governarem, nem que fossem só dois braços fortes e uma mente escorreita... Para os pobres «honrados/envergonhados», todos os cuidados eram poucos, nem era regateado um apoio isento de sobranceria; para os vadios «profissionais», era o desprezo e, amiúde, a censura e a repressão, como podemos ver em tantos textos legais, de que a famosa Lei das Sesmarias (1375) é exemplo. Saber a quem se fazia caridade era uma preocupação de quem dava. O que se compreende bem...

Ora, após esta necessária introdução, vejamos as coisas mais em pormenor, começando pelas mutações que o próprio sistema assistencial sofreu na transição de quatrocentos para quinhentos...

Os fundamentos da assistência no século XV

Comecemos por um pequeno texto relativo a este período (na verdade tem que ver com o século XIV), embora redigido mais tarde.

> E por qualquer lugar que ela [a rainha Santa Isabel] fosse, não aparecia pobre que dela esmola não recebesse. E pelas esmolas que ela fazia, quando sabiam que vinha de um lugar para o outro, assentavam-se pelo caminho [...] muitos homens e mulheres e moços para receber aquela esmola. [...] Muitos pobres que via vir pelo caminho, mandava dar de vestir em sua casa; visitava as enfermas, pondo nelas as mãos sem nojo, e mandando delas cuidar segundo a dor que havia ou demandava. E em cada Quaresma fazia esmolas a homens e mulheres pobres envergonhados e [...] lavava a certas mulheres pobres leprosas os pés, e lhos beijava, e vestia-as de cuecas, de pelotes e capas, e dava-lhes de calçar, e contas, por amor de Deus; e em aquele dia fazia entrar um clérigo e um leproso, os mais pobres que achassem, e dava-lhes de vestir.
>
> («Relação da vida da gloriosa Santa Isabel, Rainha de Portugal», em Francisco Brandão, *Monarquia Lusitana*, Parte VI)

Tudo o que define o âmbito da assistência medieval está aqui, como de resto falámos em capítulo anterior: a mescla entre doentes e desvalidos (os «pobres») enquanto objeto da assistência medieval; a consequente noção de não existir fundamental diferença entre tratar de um doente (um leproso, neste caso) e dar esmola a pedintes; o carácter cristão do ato assistencial; a ideia, enfim, de que a assistência aos «pobres» era, essencialmente, um ato individual a ser levado a cabo pelo crente, enquanto obra pia e ato de caridade feito para a salvação da sua alma e para alívio dos seus irmãos.

Por muito hagiográfico e laudatório que seja este texto, exibe as características do bom cristão: ajudar os pobres/doentes, vestir os desvalidos, tratar os enfermos, enfim, auxiliar os seus(suas) irmãos(ãs) em necessidades. Ora isto enforma completamente o tipo de assistência medieval e a forma como era levada a cabo até ao século XVI. Sigamos, pois, esta lógica...

Antes de mais, quem devia exercer a assistência aos «pobres» (na asserção global que lhe dava a Idade Média)? Não, não era ao Estado que tal competia, decerto. O Estado medieval ainda estava a dar os primeiros passos, ainda estava a recompor-se de largos séculos de fragmentação e de enfraquecimento. Por essa altura, o Estado medieval e tardo-medieval (século XV) tinha outras ocupações... A assistência aos «pobres» cabia ao cristão, ora individualmente ora organizado em associações para tal vocacionadas (confrarias, irmandades, corporações). E cabia a cada cristão porque esse era o seu dever. Através da caridade das obras pias, o cristão ganharia créditos para a salvação da alma; através da caridade e das obras pias, o cristão imitaria o seu Salvador, fazendo o que era suposto que fizesse — por amor a Cristo e aos seus irmãos.

Como levar a cabo tal dever? As hagiografias, os textos dos teólogos e dos padres da Igreja, os tratados de moral e os manuais da Arte de Morrer (os famosos *Ars Moriendi*, tão populares na Idade Média e após) esclarecem: dar esmolas, fazer o bem, executar obras pias. Alguns davam esmolas, de facto, com dinheiro ou com géneros; outros integravam-se em organizações cristãs para tal vocacionadas; outros, os que podiam um pouco mais, iam ainda mais além e fundavam instituições assistenciais. E eis que chegamos ao que interessa...

Era comum que, ou durante a sua vida ou, mais comummente pouco antes de morrer, o bom cristão fundasse e garantisse o funcionamento de instituições de assistência vocacionadas para os «pobres». Essas instituições podiam assumir várias tipologias: hospitais, albergarias, mercearias, até bolsas de estudo para estudantes pobres ou casas de apoio a «mulheres regeneradas», órfãos, romeiros e peregrinos. Era igual. Se, como antes vimos, o «pobre» tanto era o doente como a mulher idosa, o peregrino ou o tolinho, nada obstava a que a instituição fundada por esse bom cristão a todos desse igualmente apoio. De resto, a especialização médica era tão débil (inexistente, mesmo) que seria estranha a ideia de fundar um «hospital» só para cuidar de doentes. O hospital confundia-se em muitos aspetos com a confraria, com a mercearia e com a albergaria... As fronteiras eram incertas, pois. Aliás, não é verdade que os termos «hospital», «hospitaleiro», «hospedagem», «hóspede» ou até «hotel» têm todos a mesma raiz?

Como as instituições assistenciais até ao século XV eram fundadas por cristãos como atos de fé, disto deriva o facto de tais instituições serem, geralmente, pequenas. Por vezes, muito pequenas. Raras vezes um cristão fundaria um grande hospital, com muitas camas para doentes e vocacionado para apoiar dezenas de pobres, desvalidos e peregrinos. Era preciso ser-se rico para se ir tão longe... A esmagadora maioria destas instituições era fundada por gente endinheirada, decerto, mas não assim tão rica. Era fundada por gente comum com boa vontade e bolsa farta que, no momento da morte, instituía no seu testamento («por amor a Deus e salvação da alma») um pequenino hospital, uma albergaria, uma mercearia. Não importava o tamanho, que a grande quantidade destas instituições supria a singeleza do seu tamanho.

Estas eram as características básicas das instituições assistenciais durante a Idade Média e até — no essencial — ao século XV, que é o primeiro século do período aqui em estudo: instituições de pequenas dimensões, fundadas pela caridade individual (ou por associações de cristãos), não especializadas e nas quais a função assistencial se exerce por todo o tipo de «pobres».

Já agora, convém salientar que nesta tipologia deixámos de lado os mosteiros, também eles centros assistenciais por excelência. No fundamental, todavia, o espírito que subjazia a um hospital pequenino fundado por um cristão ou um hospital anexo a um mosteiro era o mesmo.

Talvez aqui e ali, sobretudo em mosteiros maiores, variassem as dimensões e a capacidade da botica respetiva. Mas no essencial, salvaguardadas tais diferenças, as características básicas não variavam assim tanto...

Os fundamentos da assistência nos séculos XVI e XVII

E então, as coisas mudam...

A partir do século XVI algumas das grandes tendências que vinham germinando nas duas centúrias anteriores (sobretudo no século XV) acentuaram-se. Gradualmente, o Estado começou a fortalecer-se, com a progressiva centralização do poder nas mãos do seu principal detentor (o rei) em detrimento dos poderes senhoriais laicos ou eclesiásticos, bem como dos poderes concelhios. Esta tendência de fortalecimento do poder régio/central, que começará, devagar, com D. Afonso III, prosseguirá sobretudo com D. Dinis, com D. João I e — após alguns retrocessos, com D. Afonso V — tomará um rumo imparável com D. João II. Note-se: D. João I e D. João II foram os mais marcantes monarcas do nosso século XV e foram figuras centrais da nossa Expansão quatrocentista; a D. Dinis é reconhecido um papel precursor.

Ao mesmo tempo, vemos o crescimento urbano e a valorização da burguesia, dos comerciantes e dos mercadores, bem como o aparecimento de uma nova economia que — se ainda é agrária nos seus fundamentos — assiste ao desenvolvimento de mecanismos de mercado que pouco têm que ver com a velha ordem feudal/senhorial (os termos não são sinónimos, mas estamos a simplificar).

Depois, uma outra realidade nova: os Descobrimentos, pois claro. As estreitas baias que comprimiam as nações e os povos até ao século XV esbatem-se, e novos horizontes se abrem, novas trocas, novas culturas, novas gentes, novas realidades. Há quem chame aos Descobrimentos portugueses «a primeira globalização da Humanidade». Um exagero? Talvez. Mas, enfim, um exagero que dá uma ideia de como os Descobrimentos portugueses abriram o mundo fechado de então e, como disse Camões: «Novos mundos ao mundo irão mostrando.»

Portanto, as antigas formas de governar e de gerir a sociedade, as arcaicas formas de sociabilização e de solidariedade, as velhas formas de prestar assistência através de pequenas instituições assentes na caridade individual, tudo isso se torna de algum modo obsoleto.

É assim que assistimos, a partir da viragem do século XV para o século XVI, a uma mudança quantitativa e qualitativa na maneira de prestar assistência. Começa a constatar-se uma tendência para iniciativas ligadas aos poderes públicos, neste caso ao poder central. Os monarcas começam a ser parte mais ativa na assistência, a tomar iniciativas tendentes a maximizar e modernizar as instituições assistenciais, a transformar os pequenos e dispersos hospitais e afins em centros de assistência cada vez mais especializados e profissionalizados. Claro que a matriz cristã está intacta. O rei, a rainha ou outra personalidade ligada ao poder real — um grande membro da família real, um(a) regente — intervêm na assistência também — e, em muitos casos, principalmente — por ser seu dever de cristão. Mas se o espírito se mantém, a organização, a estrutura, as dimensões e a eficácia mudam.

Mudança qualitativa: centralização, profissionalismo, especialização (enfim, tanto quanto a medicina do tempo o permitia). Mudança quantitativa: os grandes hospitais com um corpo médico, auxiliar e religioso com dezenas de membros substituem agora os pequenos hospitais com duas ou três camas e um provedor; instituições de grandes dimensões e múltiplas propriedades para suporte substituem as pequenas instituições assistenciais medievais e tardo-medievais que, amiúde, estavam instaladas numa parte de casa. Mais ainda... os regulamentos, regimentos ou compromissos destas instituições tendem a uniformizar-se, segundo um modelo central tido como padrão. As gafarias que vão existindo pelo reino decalcarão os seus regimentos pelo da Casa de São Lázaro, de Lisboa; as muitas Misericórdias que vão eclodindo pelo país e pelas possessões ultramarinas desde os finais do século XV basear-se-ão no Regimento da primeira Misericórdia, a de Lisboa; os hospitais maiores e mais profissionalizados que os poderes públicos vão lançando pelo território nacional e lá fora ao longo do século XVI irão replicar o regulamento do primeiro hospital moderno do reino, o olissiponense Hospital Real de Todos os Santos. Aliás, será por acaso que essas duas estruturas basilares que ainda hoje estão na base da nossa forma de «ver» e de «fazer» a assistência (o Hospital Real e as Misericórdias) tenham sido lançadas e incentivadas precisamente pelo rei D. João II e pela sua rainha D. Leonor?

De facto, com este monarca cognominado de *Príncipe Perfeito* (com a conotação que lhe deu Maquiavel) e com a sua esposa, a piedosa rainha Leonor de Lencastre (também por vezes denominada de «Princesa Perfeitíssima»), o Estado português mudou de vez; a forma de fazer a assistência aos «pobres», no sentido lato do termo, também.

2.6 HOSPITAIS E AFINS NO SÉCULO XV

Não é fácil esclarecer, com contornos exatos, as diferenças entre um hospital e as instituições que, por esta altura, lhe são afins, como as mercearias (instituições que dão «mercês», isto é, graça/favor) e as albergarias. Qualquer uma destas instituições podia ser ao mesmo tempo as outras duas, e no fundo tudo era o mesmo, sobretudo até ao século XV.

Como se viu, o «pobre» era todo aquele que precisava de auxílio pio. Ademais, numa época de débil medicina, um hospital não era, como hoje, apenas um local de internamento e cura de doentes. Era um local de apoio a doentes e a todos quantos necessitassem de amparo. Assim sendo, um hospital podia funcionar também como albergaria e ser uma mercearia. Aliás, a própria documentação do tempo manipula os termos «hospital», «mercearia» e «albergaria» com liberalidade, o que, se não ajuda a discernir as realidades, prova, afinal, que os conceitos estavam interligados.

Porém, por uma questão de compreensão, tentemos defini-los. Por hospital entendemos no século XV (como antes) uma instituição que visa, antes de mais, prestar auxílio a doentes. Não é tanto uma «casa» para internamento e cura — como vimos, a medicina de então era ineficaz —, mas sobretudo para amparo, repouso e restabelecimento físico e mental. Aliás, eram raros os que tinham pessoal médico adstrito, havendo, na melhor das hipóteses, um físico que por lá passava de quando em vez ou em caso urgente.

Por seu turno, as albergarias eram instituições vocacionadas para prestar apoio a viandantes, a peregrinos ou quaisquer pessoas que, por terem necessidade de viajar num tempo em que as deslocações não eram fáceis, necessitavam da caridade cristã para terem algum amparo e albergue. Era comum, como se disse, que um hospital tivesse adstrita uma albergaria. Saliente-se que, ao longo dos séculos, sobretudo na Idade Média, as tarefas de fornecer esse tipo de apoio cabiam igualmente aos mosteiros, verdadeiros centros de fé, de cultura, de progresso económico, de amparo social e assistencial. Aí encontravam os viandantes necessitados os cuidados que lhes eram essenciais.

Depois, as mercearias. A confusão mantém-se. Um hospital, além de poder ter a sua albergaria para acolher viajantes, podia também ter uma mercearia para dar ajuda a pobres. Essencialmente, uma mercearia é uma instituição que dá aos pobres o sustento necessário para que possam ter uma vida digna. O termo vem de «mercês», ou seja, «graças, benefícios ou benignidades». O alvo destas instituições eram os nossos já conhecidos «pobres envergonhados» ou «pobres honrados».

Como se pode ver, as três instituições interligavam-se. Tal como a noção de «pobre» era lata, também o era o espírito caritativo e, de igual modo, as instituições que exerciam a assistência.

Partamos, assim, do princípio de que, apesar de tudo, conseguimos estabelecer algumas fronteiras e vejamos estas três instituições em particular.

Comecemos pelos hospitais. Os hospitais eram normalmente instituídos por particulares. Essa decisão, tomada muitas vezes pouco antes de morrerem e incluída em testamento para salvação da sua alma, estava impregnada de fé. O mesmo ocorria com as doações que o bom cristão fazia. Era o mesmo dever, o mesmo espírito. Comuns eram também estas instituições assistenciais serem fundadas e mantidas por confrarias, irmandades ou câmaras municipais, sempre dentro do espírito cristão. E mesmo quando instituídas ou sustentadas por reis e rainhas, isso nada tinha que ver com «dever de Estado». Era a cristã rainha Isabel ou o cristão rei Dinis que tinham o gesto que lhes daria crédito para salvação da alma, e não o rei ou a rainha em si.

Daqui decorria que estes hospitais eram quase sempre espaços pequenos, normalmente com não mais de quatro ou cinco camas, o mais comum com duas ou três, funcionando numa casa deixada pelo seu fundador ou em parte de casa. Não tinham uma arquitetura específica, interior ou exterior. Aliás, a própria medicina do tempo não o exigia, por não possuir equipamentos/conhecimentos que necessitassem de instalações próprias. Um quartinho chegava e sobejava. Como aquele hospital sintrense instituído por um tal João Miguéis, que se destinava a amparar quatro pobres e que se localizava na própria casa do doador. Os pobres, peregrinos ou doentes que aí fossem acolhidos podiam contar com camas (o que significa que não dormiriam em enxergas ou esteiras) e teriam a sua alimentação e vestuário quotidiano garantidos. Assim, ao sábado receberiam alqueire e meio de trigo, uma verba para o vinho diário e para o «conduto»; na Páscoa receberiam dez cabos de «valencinas» (um tecido estrangeiro) para duas camisas, duas bragas e botas. Em contrapartida, estes pobres teriam como obrigação orar pela alma do fundador ou benemérito.

O hospital do bom sintrense João Miguéis era um entre uma legião de outros. Como o hospital lisbonense de Santa Maria dos Alfaiates (cujo nome revela o seu público alvo), que tinha 67 m^2 no piso térreo; ou os também lisboetas Hospital de Santo Eutrópio e o Hospital de Santa Bárbara, ou o conimbricense Hospital de Nossa Senhora da Vitória ou o leiriense Hospital do Espírito Santo que tinham quatro leitos cada um; também em Coimbra, o Hospital dos Mirleos tinha três camas, mais do que o Hospital de Freixial (Leiria), com duas camas ou o vimaranense

Hospital de São Miguel com uma só cama. Como estes, eram às dezenas e dezenas pelo país fora. Nestes hospitais, geralmente não havia médico, cirurgião ou boticário. O que fariam aí esses profissionais que não pudesse ser feito em casa?

Embora a maioria das instituições assistenciais até ao século XV tivesse esta tipologia, alguns — poucos — havia de maiores dimensões. O hospital lisboeta de Santana tinha 25 camas — para incuráveis — e o de Santa Isabel, em Coimbra, tinha 30 leitos. O Hospital de Rocamador (Porto) tinha 18 camas, o escalabitano Hospital de João Afonso tinha 13 camas, uma a mais que o tarouquense Hospital de Ucanha.

Alguns especializavam-se... mais ou menos. Mas mesmo na frágil especialização, podemos ver que a mescla indistinta entre hospital, albergaria e mercearia se mantém. Havia em Lisboa o Hospital dos Meninos, que só internava órfãos e enjeitados, tal como o escalabitano de Nossa Senhora dos Inocentes. O olissiponense da Santíssima Trindade só admitia cativos remidos, estando adstrito aos monges trinitários, ordem que a tal tarefa de remissão de cativos cristãos em terra de mouros se dedicava, no contexto da Expansão. No Porto, o Hospital de Santa Clara era só para mulheres idosas.

Como eram geridas estas instituições? Bem, isso variava consoante quem a instituísse e a sustentasse. Na maior parte, para gerir esses pequenos hospitais/albergarias/mercearias, o fundador — e descendentes — determinava os respetivos hospitaleiros ou provedores. Todavia, se fosse administrada por uma municipalidade, confraria, corporação de mesteres, a gestão caberia a quem o administrador nomeasse e era um bocadito mais complexa: um provedor, um escrivão, talvez alguns ajudantes, todos as mais das vezes com algum tipo de remuneração. Se fosse gerida por uma ordem religiosa, funcionaria, normalmente, na dependência do respetivo mosteiro, e de acordo com as regras da dita ordem.

Estes provedores, fosse a instituição minguada ou grandinha, teriam de ver se aos pobres nada faltava; mas tinham também o dever de constatar se estes mesmos pobres cumpriam as obrigações que decorriam do apoio recebido, sobretudo ao nível de comportamento, orações e honradez. Enfim, teriam de ser «pobres honrados ou envergonhados ou inválidos, de honesta vida e de bons costumes», como determinava o Hospital de Chão de Tavares, em Viseu.

Comum era também a obrigação de serem de bom sangue cristão, sendo interditadas as entradas de mouros ou de judeus, fossem doentes ou médicos. E recorde-se como a pouco eficaz medicina do tempo tinha, as mais das vezes, nos judeus e nos árabes os seus melhores praxistas... Bom, mas não se pense que estas duas minorias étnico-religiosas ficavam ao Deus-dará, pois dentro do espírito do tempo também mouros e judeus tinham as suas instituições nas suas mourarias e judiarias. Foi o caso do Hospital de Salomão Negro ou do Hospital de Homens e Banho (que tinha piscina), na judiaria grande de Lisboa. Este último tinha uma área de 80 m^2 e funcionava em dois pisos de uma casa.

E do que viviam estes hospitais/albergarias/mercearias? Basicamente, viviam de bens deixados pelo seu fundador, as mais das vezes prédios urbanos rústicos. Uma vez arrendados, era com esses rendimentos que a instituição se governava, sempre gerida pelo seu provedor. É evidente que os hospitais maiores — que então não eram muitos — tinham bens mais apreciáveis. Um caso modelo poderá ser o Hospital de Sintra, gerido pelo município, que, em conjunto com a respetiva gafaria (também municipal), auferia de um rendimento anual de mais de 6 mil reais, 27 frangos, 2 patos, 2 borregos, 100 nozes e 251 alqueires de cereais. Naquela altura, em finais do século XV e na região de Lisboa, um bom frango valia bem três a quatro reais. Estas quantias provinham, em exclusivo, do arrendamento das suas propriedades. No momento em que as caravelas de Cabral aportavam à Terra de Vera Cruz e os navios portugueses se iam impondo no Oriente, o Hospital de Sintra era uma das grandes instituições do concelho e não se podia queixar muito, chegando até a emprestar dinheiro à vereação. Não estão incluídos nestes números as esmolas ocasionais e outras doações. Já o Hospital do Espírito Santo de Santarém tinha uma receita de cerca de nove mil e quinhentos reais, mais de cem alqueires de azeite, mais de mil alqueires de cereais, dezanove galinhas e quarenta e dois frangos.

Estes quantitativos não estavam ao alcance dos hospitais mais modestos, claro, que o mais que podiam almejar seria apoiar três ou quatro «pobres». E já não era nada mau...

Prosseguindo nesta divisão entre hospital, albergaria e mercearia, podemos agora observar as albergarias. Para a mentalidade destes séculos, albergar viajantes, peregrinos e romeiros, isto é, pessoas que tinham de se deslocar numa época em que os caminhos e as viagens eram árduas, era também um imperativo de fé. Na Idade Média, os mosteiros eram locais de albergue para quem se deslocasse, sobretudo se em peregrinação. Mas também eram comuns albergarias de corporações de ofícios que visavam apoiar os profissionais do ramo que tivessem de se deslocar, o mesmo sucedendo com as albergarias de confrarias. Nestas casas, o viandante podia encontrar repouso, alimento e roupa. Estava ainda disponível apoio médico, se necessário. À saída, o «pobre» viajante receberia ainda uma ração de suporte. As mais das vezes eram de pequenas dimensões, mas aqui e ali encontramos algumas particularmente modelares. É o caso da albergaria portuense de Rocamador, que sintomaticamente já vimos como hospital. A sua albergaria tinha cinco quartos e destinava-se a «homens honrados». Tinha um frutífero pomar com mais de 700 m^2 que dava sustento à casa.

Tal como os hospitais, também as albergarias eram inúmeras pelo reino. Na época da Expansão prosseguiram a sua tarefa, muitas delas inseridas (tal como muitos dos hospitais) no imparável movimento das Misericórdias, de que adiante falaremos. Mas a miríade de albergarias significava uma miríade de regimentos. Aqui e ali respigamos normas curiosas, mas que dão conta da nobre tarefa destas instituições: esta devia «ter sempre um cântaro com água fresca à porta», aquela devia «ter sempre uma candeia acesa à entrada», naqueloutra era o «albergueiro obrigado a percorrer os caminhos nas noites mais escuras, tocando uma buzina e levando um archote, para encontrar viajantes perdidos»...

Em todas — e isso era traço comum — não se regateava comida, cama, água, luz e calor, em todas se cumpriam os preceitos religiosos e prestava-se apoio médico a quem precisasse. Por isso, várias tinham botica e o socorro de um físico. E para as «confundir» ainda mais com um comum hospital, até enjeitados podiam ser recolhidos...

Por fim, as mercearias. Uma vez mais confundidas com os hospitais e albergarias, as mercearias eram instituições de apoio a «pobres», através da doação de «mercês» (ou «ração») em géneros, dinheiro ou ambos ao mesmo tempo. O(a) amparado(a) era designado(a) por merceeiro(a) ou raçoeiro(a). Ali há uma viúva a passar aflições? A mercearia dava-lhe roupa e comida. Acolá há um lar com crianças a passar mal? A mercearia provia o que fosse necessário. Além há uma mocita órfã sem enxoval para se casar? Lá assegurava a mercearia os bens que lhe permitissem começar a sua vidinha de casada. Mais adiante há um acamado? A mercearia leva comida, apoio religioso e até um físico...

Algumas, as maiores (que não eram a maioria) até permitiam a estada permanente de um número fixo de pobres, como a lisboeta mercearia de Bartolomeu Joanes (o nome do fundador), que tinha lugar para doze pobres permanentes, com ração diária de comida e bebida (três soldos) e ração anual para roupinha (quarenta soldos). Por ano, recebiam cinco soldos para poderem ser sangrados por um profissional médico ou afim, o que, mais uma vez, permite mesclar estas instituições todas: mercearia porque dá rações/mercês a pobres, albergaria porque acolhe quem passa, hospital porque inclui suporte médico...

Nem faltavam personagens graúdas a instituírem uma mercearia. Temos, para o século XV, com a nossa Expansão em bom ritmo, o caso do rei Afonso V, que fundou uma mercearia grandinha na capital. Situada para as bandas da atual Rua dos Bacalhoeiros, recebia vinte e quatro pobres com mais de 50 anos, a quem era dada ração diária e bom leito, com obrigação de serem «pessoas de boa fama».

2.7 GAFARIAS

Falemos agora de instituições assistenciais um pouco diferentes das que acabámos de ver. Se para hospitais/albergarias/mercearias os contornos se confundem, no caso das gafarias e das termas, não.

De facto, se buscássemos instituições que, no período em estudo, mais se aproximavam do que hoje se entende como «instituições de cariz médico», isto é, instituições que visam o internamento e/ou o tratamento de doentes, então temos nas gafarias e nas termas os locais certos. Nas gafarias internavam-se leprosos; nas termas procedia-se a uma terapia à base de águas com propriedades medicinais.

Comecemos pelas gafarias ou leprosarias, e deixemos as termas para um capítulo mais à frente, no qual falaremos do Hospital Termal das Caldas da Rainha. Como vimos em anterior capítulo, o internamento dos gafos era obrigatório. Contudo, é possível que essa obrigatoriedade não fosse integralmente cumprida. Da mesma forma, é também possível que o opróbrio inerente a tal doença — que obrigaria a traje próprio e a uso de sinais distintivos — fosse amenizado no dia a dia. De qualquer modo, tais questões não são muito relevantes para o que aqui nos traz, pois pretendemos agora, sobretudo, observar o que eram e como funcionavam.

As gafarias em Portugal precedem a nacionalidade. Uma ideia antiga segundo a qual a lepra teria sido introduzida aquando da 2.ª Cruzada (1147–1149) não tem fundamento, pois bem antes disso temos referências a leprosos no testamento de Mumadona Dias (uma condessa portucalense), em 950. Ao longo dos séculos seguintes, várias gafarias se fundaram, instauradas por monarcas e nobres, por mosteiros e municípios. Devido ao facto de uma gafaria exigir, em princípio, um espaço mais amplo — seja em terreno, seja em imóveis — e porventura uma logística mais pesada — seja em pessoal auxiliar, seja em pessoal «técnico» —, não era frequente estas instituições serem fundadas e sustentadas por pessoas «comuns», como as que antes vimos, cuja misericórdia e compaixão se virava mais para a fundação de pequenos hospitais e afins.

Sancho I, Afonso III ou D. Dinis fundaram gafarias ou deram-lhes amplas doações; bispos, cabidos ou várias ordens religiosas apoiaram-nas e geriram-nas, sendo de destacar o papel dos Cónegos Hospitalários de Santo Antão. Significativamente, os leprosos eram também crismados de «doentes do mal de Santo Antão». De igual modo, muitas câmaras municipais instituíam-nas e geriam-nas.

Assim, havia gafarias pelo reino todo, em quantitativos desconhecidos. De algumas conhecemos as dimensões e a estrutura, como a de São Lázaro de Guimarães constituída por sete casas térreas com 2,20 metros cada e que se dispunham num pátio com pouco mais de 10 metros de lado. Um alpendre com 68 m^2 completava o conjunto, servindo o alpendre para que os gafos pudessem estender a mão à caridade dos passantes. Todo o conjunto estava encerrado por um muro com uma área a rondar os 300 m^2. Completava o complexo a recorrente capelinha que dava apoio aos internados, cujo orago era, como de costume, São Lázaro. Esta estrutura era habitual. Era também assim na gafaria de Almada, em Cacilhas, que tinha três casas com 125 m^2 cada, um quintal, uma albergaria e a inevitável capelinha dedicada, claro, a São Lázaro.

No Porto, a original gafaria para vinte e quatro gafos seria ampliada por D. Manuel, no auge da nossa Expansão, com a edificação de mais quinze casinhas. Em Santarém, a gafaria de São Lázaro estava fora de portas, 200 metros a sul da porta de Manços, onde também se localizavam os bens imóveis que a sustentavam. O mesmo em Sintra, cuja gafaria de São Lázaro se situava no arrabalde de São Pedro, com a usual capelinha a dois passos.

Não acrescentamos grande coisa em descrever mais gafarias portuguesas para o período que nos concerne. Apesar de não haver um modelo-padrão, podemos deduzir que todas teriam as suas casinhas, onde os internados viviam; um pátio central ou anexo para onde essas casas dariam, talvez com uma horta ou um pomar ou umas leiras para o seu sustento, um alpendre e mais algumas dependências cujo número variaria consoante as dimensões da instituição: cozinha, arrecadação, capelinha... Uma cerca ou um muro encerrariam este conjunto de modo a garantir o relativo isolamento dos doentes, o que nunca os impediria de estenderem as mãos à caridade dos viandantes, assim garantindo uma forma de sustento suplementar.

Até à segunda metade do século XV, cada gafaria teria o seu regimento. É provável que, mais coisa menos coisa, todos tivessem mais pontos em comum que discrepâncias, pois em todas as gafarias os doentes, os problemas e as soluções eram semelhantes. Nesses verdes anos da nossa nacionalidade, terá servido de inspiração o regulamento da gafaria escalabitana, datado de 1261. Num segundo momento, a partir de 1460 — no mesmo ano em que morria o infante D. Henrique e António Noli descobria Cabo Verde —, foi-se impondo como modelo o regimento da Casa de São Lázaro de Lisboa.

O regimento lisboeta, que serviria de modelo para as demais gafarias, implicava (versão resumida):

- A obrigatoriedade de haver um livro de registo de todos os bens, suas rendas e rendeiros; de igual modo deveria haver uma arca onde todas as escrituras e tombos da casa se guardassem;
- A obrigatoriedade de o provedor e seu escrivão inspecionarem as propriedades duas vezes por ano, anotando quaisquer alterações contratuais ou desvios ao estipulado;
- As alterações contratuais teriam de passar pela vereação (a Casa de São Lázaro de Lisboa pertencia à câmara);
- As rações dos gafos seriam dadas mensalmente: quatro alqueires de trigo, dois de cevada, dois almudes e meio de vinho, a que se somava um cântaro de azeite por ano;
- A cada quarta-feira, sexta-feira e domingo haveria uma missa para os gafos (nas capelinhas de apoio);
- A necessidade de um sacramento seria satisfeita com um pedido do provedor a um cura das proximidades;
- Cabia ao provedor resolver disputas entre os internados;
- Cabia igualmente ao provedor contratar uma pessoa (no caso lisboeta era uma «manceba») para servir os doentes e fazer

compras, devendo essa pessoa residir em casa perto da gafaria; está implícita a proibição de os gafos saírem da instituição;

- Ninguém que não um gafo poderia residir numa casa reservada aos doentes;
- Cabia ao provedor arrolar os bens de um gafo no momento do seu internamento e receber logo metade para a Casa; os gafos não podiam alienar bens sem autorização do provedor;
- Quando um gafo perecesse, as suas roupas seriam distribuídas pelos demais e todos os seus bens remanescentes (a metade que não havia sido incorporada no momento do internamento) reverteriam para a gafaria;
- Interdição de os gafos venderem as frutas que lhes pertenciam (supõe-se que seriam as frutas de rações ou dos pomares anexos);
- Todos os ornamentos da instituição (mantos, cruzes, capas) seriam guardados em arca própria de que o provedor teria a chave;
- Interdição de os gafos esmolarem fora da casa, sob pena de perderem o sustento desse mês.

Uma outra norma taxativa que o regulamento da casa de São Lázaro de Lisboa determinava era que teriam de ser internados na gafaria todos os gafos que residissem na cidade e no seu termo.

A Casa de São Lázaro em Lisboa, administrada pelo Senado do Município com superintendência da coroa, viria a ter uma história que acompanharia a História da nação, num período de apogeu (e decadência) imperial. Anos depois, já com o governo de D. Henrique (1578–1580) uma parte dos terrenos adstritos seria destinada à construção do Colégio jesuíta de Santo Antão-o-Novo (onde está hoje o Hospital de S. José). Há quem veja nesta medida o início do declínio da Casa de São Lázaro, mas podemo-nos questionar se, pelo contrário, a entrega de bens para a construção do colégio não será antes um sintoma de que a casa estava já em declínio por essa altura. A sustentar esta ideia está o facto sabido de, a partir do século XVI, estar a lepra em recuo por toda a Europa...

FIGURA 2.8

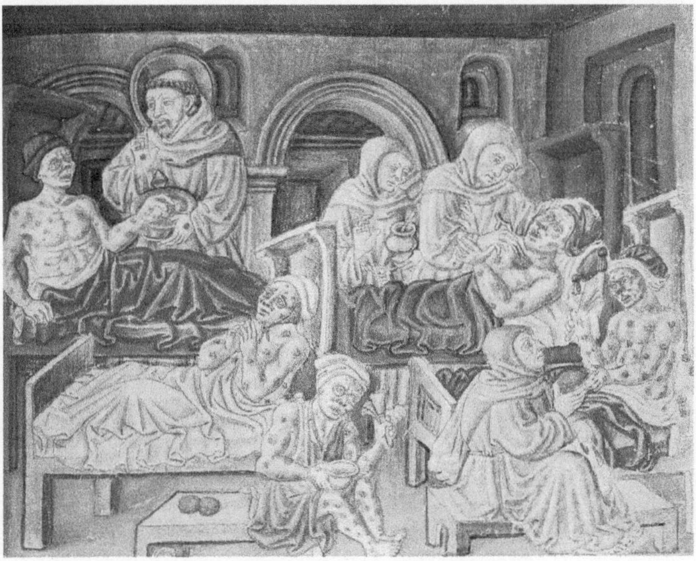

Franciscanos tratam leprosos (século XVI).

2.8 CONFRARIAS E IRMANDADES

Tudo o que acabámos de ver revela-nos um mundo assistencial reservado sobretudo aos pobres (sempre no sentido amplo da época, relembre-se), promovido, fundado ou, pelo menos, apoiado por instituições mais ou menos poderosas e por pessoas mais ou menos abastadas.

E as gentes comuns? Aquelas pessoas que labutavam todos os dias no campo e nos mesteres e que não eram peregrinos ou doentes? Aqueles que alimentavam, com o seu esforço, cabedais e presença as caravelas e as naus da Expansão e que não se podiam considerar pobres? Aqueles que se despediam com mais ou menos comoção dos seus, quando embarcavam para as Índias ou para as Áfricas ou para os Brasis? Que apoio assistencial tinha essa boa gente que, se não era abastada, também não era indigente ou desprotegida? Estavam apartados de qualquer sistema de apoio e de assistência quotidiano? Seria preciso não conhecer a sociedade portuguesa (e não só) das épocas medievais e moderna para supor tal. A sociedade, assente nos inevitáveis princípios de solidariedade, caridade e partilha, gerava os seus próprios mecanismos de apoio. Era o caso das confrarias e irmandades.

Genericamente, uma confraria era uma associação de pessoas devotas que entre si estabeleciam um laço de parentesco artificial (daí o termo «confrade»), com o fito de prestarem auxílio mútuo nos campos material e espiritual. Esse auxílio era sempre enquadrado pelo espírito cristão que norteava toda a atividade da dita confraria. Isto implicava que qualquer pessoa, independentemente da sua bolsa ou atividade, podia ser membro de uma confraria na sua terra ou paróquia, encontrando nestas células da «sociedade civil» amparo e auxílio. Cada um dava consoante podia, recebendo consoante necessitava. Além destas confrarias locais/paroquiais, os crentes também podiam ingressar em confrarias/irmandades mais ligadas à Igreja, como era o caso da famosa e prestigiada Ordem Terceira de São Francisco. Outras até podiam ser fundadas por membros da família real, como foi o caso da Confraria da Caridade de Beja instituída por D. Dinis.

Não vale a pena discernir a genealogia das confrarias nacionais, pois é certo que já as havia antes da fundação da nacionalidade. Cremos ganhar mais se observarmos uma confraria-tipo, para em seguida observarmos como evoluíram durante os séculos dos Descobrimentos.

Uma confraria que se conhece razoavelmente bem é a Confraria dos Fiéis de Deus da Igreja de Santa Maria de Sintra, estabelecida nesta vila em meados do século XIV e que se prolongou pelos séculos seguintes. No século XIV, quando se elaborou o seu compromisso (que em seguida veremos), a confraria agrupava 141 confrades, o que é impressionante se se pensar que, por essa altura, a vila talvez nem chegasse aos mil habitantes.

Havia de tudo, desde pessoas mais graúdas (um cavaleiro da Ordem de Cristo, um almoxarife, 22 clérigos e três tabeliões) a gente mais modesta. Havia 85 homens e 56 mulheres, explicando-se esta diferença pelo grande número de confrades clérigos. Enfim, todos podiam participar, mesmo que não residissem em Santa Maria de Sintra (um dos bairros/freguesias de Sintra), exceto se fossem pessoas de mau porte ou membros de minorias étnico-religiosas, que teriam, por seu turno, as suas confrarias. Esta confraria era relativamente «democrática», por assim dizer... Outras eram mais seletivas, como a confraria dos Cavaleiros do Sabugal, por exemplo, que só aceitava cavaleiros-vilãos (a elite popular), ou como as confrarias de mesteres, que só aceitavam, naturalmente, membros dos seus ofícios, de que são exemplo a confraria lisboeta de Santo Elói, que irmanava ourives, ou a também olissiponense confraria de São Crispim, que agrupava sapateiros...

Voltemos a Santa Maria de Sintra. Ora esta confraria — como todas — tinha bens próprios, geralmente doados, cujos rendimentos sustentavam a sua atividade caritativa, e a que se juntavam as ofertas. Muitas vezes, alguns desses bens, sobretudo prédios urbanos, eram usados para o seu hospital ou albergaria.

Na prática, contudo, como «vivia» a confraria? Como atuava, como agiam os seus membros? Estava tudo no regimento da instituição. Nesta nossa confraria sintrense estava estipulado, no regulamento:

- A obrigatoriedade de todos os confrades assistirem a uma missa a cada sábado de manhã, na igreja paroquial de Santa Maria, dando quatro soldos para a confraria (em caso de ausência justificada, dariam um soldo). Depois da missa haveria um cabido para fazer o balanço da atividade;
- Qualquer candidato à confraria seria recebido em cabido e pagaria o que os confrades e juízes da confraria estipulassem. Os(as) filhos(as) de confrades seriam sempre recebidos na confraria, mediante o pagamento de vinte soldos — ou dois círios — e uma cordeira;

- Disputas entre confrades seriam redimidas no seio da confraria. Quem o recusasse seria expulso da confraria, pagando ainda uma multa para compra de círios;
- Haveria um cabido geral em dia de Todos os Santos e um jantar anual comum. Todos os membros tinham de contribuir para o jantar e quem o negasse pagaria multa, que reverteria para os pobres. O dia do jantar era marcado por cerimónias religiosas, também sujeitas a multa em caso de ausência injustificada;
- Todos os confrades tinham de ter o seu círio;
- Quando um confrade caía numa situação de carência, seria mantido pela confraria de acordo com o seu estatuto social;
- Quando um confrade adoecesse, todos deveriam visitá-lo;
- Quando um confrade se finasse, o seu corpo deveria ser velado em sua casa por confrades, devendo depois ser levado para a igreja. Aí seria velado ao longo de toda a noite. Seria dita missa no dia do funeral, ao sétimo dia, ao fim de um mês e ao fim de um ano. Nessas missas, os confrades levariam círio, água benta e incenso (entre outras coisas) e deveriam cantar um responso. Quem faltasse, seria multado. Da herança do defunto, a confraria receberia vinte soldos para círios e um almude de vinho «para conforto». Se o confrade morresse fora da vila até cinco léguas, deveriam os confrades ir buscar o corpo, e da herança a confraria receberia cinco libras. Tal não ocorreria se o(a) confrade fosse pobre;
- Quando um(a) filho(a) de um(a) confrade morresse, ser-lhe-ia rezada missa pela confraria e seria sepultado, devendo cada confrade dar três soldos;
- Os membros que se negassem a pagar as suas dívidas à confraria podiam ter os bens correspondentes penhorados ou até ser expulsos, com multa. Iguais penalizações recaíam sobre juízes incumpridores (que se recusavam a prestar contas ou a recolher multas de incumpridores).

Estas normas, que com algumas alterações não deviam ser muito diferentes por todo o reino, comprovam que a participação numa confraria garantia ao «irmão» apoio, amparo e auxílio, com a contrapartida (severa, mas necessária) de contribuir com géneros, dinheiro e disponibilidade.

A Expansão manteve este espírito. Aliás, a dinâmica da nova sociedade nascida dos Descobrimentos potenciou ainda mais esta forma de solidariedade, num momento em que tantas mudanças estiolavam o tecido social medieval e tardo-medieval. Prova disso é o incremento das confrarias marítimas (de mareantes, de pescadores, de navegantes), que por todo o litoral se vão fundando. Em 1551, quando o cronista Cristóvão Rodrigues de Oliveira publicou o seu «Sumário em que brevemente se contêm algumas coisas assim eclesiásticas como seculares que há na cidade de Lisboa» (quiçá o primeiro guia da cidade), arrolou nada mais nada menos do que 186 confrarias...

Aliás, convém não esquecer também as confrarias que os Portugueses foram fundando pelas possessões ultramarinas, muitas das quais acabariam, de resto, por ser integradas nas Misericórdias que se fundaram no final do século XV; precisamente na altura em que os navios portugueses se impunham no Oriente, em África e no Brasil.

2.9 O HOSPITAL REAL DE TODOS OS SANTOS

Lá mais atrás, explicitámos o âmbito da assistência medieval e tardo-medieval, referindo que a assistência não era um apanágio do Estado, antes sendo obrigação e dever de cada cristão. Do mesmo modo se explicou que, devido às debilidades da medicina do tempo, os hospitais e afins não eram, no essencial, lugares para internamento e cura de doentes, mas centros de assistência a pobres e desvalidos, numa conceção ampla.

E assim foi até ao dealbar do século XVI. E mesmo nos séculos seguintes e até aos nossos dias, há sempre uma vertente caritativa associada à assistência (veja-se ainda hoje o exemplo das Misericórdias), mesmo que essa vertente não iniba — nem deva inibir — as funções imprescindíveis de um Estado social. Por outras palavras, à medida que vamos avançando nos séculos, o papel do Estado vai-se fortalecendo também no campo social e assistencial. O século XX consagrou essa tendência, que a crescente laicização da sociedade vinha sugerindo desde o Iluminismo setecentista. Enfim, a ideia de Estado social caminha de mãos dadas com o processo de formação plena de um Estado moderno.

Entre nós, coube a D. João II o primeiro passo para a formulação de uma instituição assistencial de cariz mais «moderno», ou seja, uma instituição bem mais próxima daquilo que hoje consideramos um hospital: um lugar de tratamento de doentes em internamento ou que vinham a consultas externas, com um corpo médico, assistencial e administrativo profissional, um quadro de pessoal permanente, uma logística e serviços organizados de acordo com um regulamento bem definido, regulamento esse que, ao mesmo tempo, definia a sua missão, organização e âmbito. Decerto que a assistência religiosa aos doentes não era descurada, nem outra coisa seria de esperar naquele tempo, podendo nós até facilmente entender como essa assistência religiosa daria o seu contributo para um melhor estado de espírito dos doentes.

No final do século XV, D. João II determinou então a edificação de um grande hospital central em Lisboa, hospital esse que resolvesse o problema da falta de assistência que os pequenos e insuficientes hospitais anteriores não podiam resolver. Segundo parece, a ideia germinou-lhe bem cedo, pois ainda em 1479 solicitara ao papa Sisto IV a autorização para reunir todos os pequenos hospitais da capital num só. De salientar que esta solicitação era condição *sine qua non* para o desenrolar do processo, pois de acordo com o Direito Canónico os legados pios só podiam ser alterados com autorização eclesiástica superior.

A autorização veio em 13 de agosto desse ano, mediante a bula *Ex debito sollicitudinis*, sendo renovada a 21 de fevereiro de 1486 pelo papa Inocêncio VIII, através da bula *Iniunctum nobis desuper.* Por fim, a 15 de maio de 1492, iniciou-se a obra. A sua designação de Hospital Real de Todos os Santos derivava, naturalmente, do facto de a nova instituição reunir o espólio, o património e a missão das dezenas de pequenos hospitais que havia antes na cidade. Segundo o exaustivo estudo de Rute Isabel Guerreiro Ramos (ver bibliografia), assim se reuniu o património de 42 hospitais, quatro gafarias e 13 albergarias.

D. João II morreria em outubro de 1495, deixando vários legados pios ao «seu» hospital, que, entretanto, se erguia. Ordenou que os réditos desses pequenos hospitais para aqui convergissem, que lhe fossem atribuídos 170 justos anuais (moeda cunhada no seu reinado) provenientes dos rendimentos da feitoria de São Jorge da Mina, além dos lugares de Romeira, de Póvoa de Santa Iria e de uma quinta que lhe pertencia. Ordenou ainda que em cada ano dois cativos portugueses pobres fossem resgatados, cativos esses que seriam recolhidos e mantidos pelo hospital em troca de trabalho, não podendo esses cativos cortar barbas e cabelo enquanto ali laborassem, sendo o tamanho dessas pilosidades a prova da duração da sua estadia. Mais tarde, com D. Manuel, após a expulsão de mouros e de judeus do reino, os bens das respetivas mourarias e judiarias reverteriam também para o novo hospital. Ao longo dos anos seguintes, outros bens vendidos em hasta pública foram-lhe também doados, assim provando os elevados custos da instituição.

O hospital estava situado no Rossio, que na época não seria exatamente o centro da cidade. Lisboa estendia-se então (*grosso modo*) do rio até às Portas de Santo Antão, e do atual Largo Camões até São Vicente. O Rossio era um bairro popular, onde nobres jogavam pela e os mercadores vendiam vitualhas à compita com miúdos e onde pessoal de fama duvidosa por vezes armava briga ou arregimentava clientela em casas de passe. A cadeia do Tronco estava a dois passos (Camões esteve aí preso por ter agredido um funcionário régio) bem como a dois passos seria, poucos anos depois, inaugurado o afamado colégio jesuíta de Santo Antão.

Foi nesse Rossio que o hospital e as suas várias dependências se ergueram. No Rossio estava a ampla fachada; depois estendia-se por um espaço hoje compreendido entre o quarteirão da Rua da Betesga e a Praça da Figueira, indo até às traseiras das casas que davam para o Poço do Borratém.

FIGURA 2.9

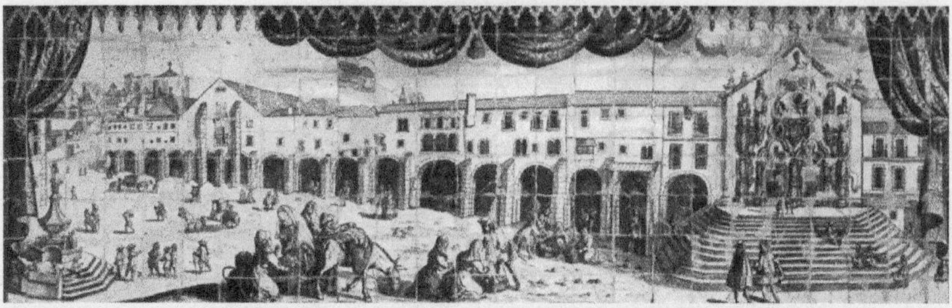

Painel de azulejos de 1740 representando o Hospital Real.
(Museu do Azulejo, Lisboa)

FIGURA 2.10

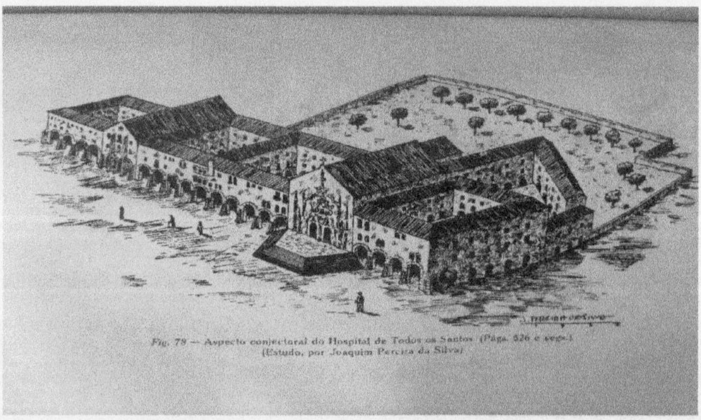

Reconstituição do Hospital Real (em Silva Correia, ver bibliografia).

O hospital teria uma área que deveria rondar os 8000 m^2, incluindo o edifício hospitalar em si e as suas várias dependências. A sua frontaria, que podemos observar na imagem supra, era constituída por cerca de 25 arcos de volta perfeita. A planta deste complexo, que tinha dois pisos, era cruciforme, o que não sendo raro não era assim tão usual como isso. Como disse frei Nicolau de Oliveira:

> Esta obra do hospital está fabricada em figura de cruz de quatro braços iguais, ficando-lhe entre os quatro ângulos quatro claustros mui grandes, lageados de pedraria e um poço de água no meio de cada um, excepto no claustro para onde deitava a cozinha, que tinha um poço a cada canto.
>
> (*Livro das Grandezas de Lisboa*, 1620)

Sem excluir uma certa simbologia religiosa, esta planta permitia também uma maior ventilação e uma melhor iluminação, problema que, na altura, não era fácil de resolver.

Os braços da cruz estavam ocupados por duas enfermarias: a de São Cosme no lado norte, destinada a doentes internados após atos cirúrgicos; a de Santa Clara, a sul, para mulheres. Estas duas enfermarias, que tinham à volta de 30 metros cada, situavam-se no piso cimeiro e tinham cerca de 20 camas cada. No lado leste, ainda no primeiro piso, existia uma outra enfermaria chamada de São Vicente, para homens com «febres». Tinha 34 metros e 22 camas. Entretanto, todas tinham um pouco mais de quatro metros de largura, por quase sete metros de altura. Havia ainda mais duas enfermarias (uma para cada sexo), para a cura do «mal francês» (sífilis). O derradeiro braço da cruz, virado a oeste, continha uma igreja de uma nave, assente sobre arcos de abóbada e para a qual davam as varandas das enfermarias do piso cimeiro. Somando todas as camas de todas as enfermarias, dos quartos particulares e das pequenas enfermarias para os clérigos, temos mais de uma centena de leitos, quantitativo impressionante para o tempo.

As camas estavam dispostas em duas filas, com um corredor formado entre os leitos e a parede que ficava à cabeceira. Cada cama tinha à beirinha uma porta que dava para esse corredor, o que permitia a assistência a cada paciente sem que outros fossem importunados; do mesmo modo, por essa porta seria também possível retirar discretamente um finado, uma vez mais sem causar nojo aos demais. As camas eram largas e amplas. A largueza das camas tinha que ver não tanto com a ideia de proporcionar espaço confortável ao acamado, mas com o facto de ser prática habitual colocar dois doentes por leito, situação que, por muito que nos perturbe, era coisa comum ao tempo.

FIGURA 2.11

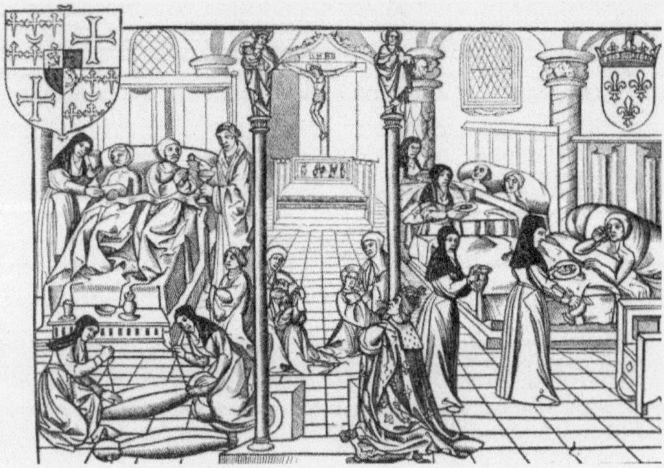

Hospital Hotel-Dieu, de Paris, século XVI.
Notem-se os dois doentes em algumas camas.

Ora assim sendo, podemos concluir que, com dois pacientes por cama, o Hospital Real tinha capacidade para internar mais de duzentos doentes, o que era um número impressionante.

Continuemos nas camas... Cada uma dispunha de um colchão de palha, enxergão de lã, travesseiro de penas, dois lençóis de linho, um cobertor branco, um outro cobertor de estopa e duas almofadinhas de penas. Os leitos destinados aos sifilíticos tinham lençóis de estopa e o travesseiro era enchido com lã e não com penas. Defronte, um largo reposteiro preservava o isolamento e alguma privacidade, ao mesmo tempo que um armarinho por cima da cama permitia que cada doente guardasse as suas coisas. Havia ainda quartinhos privados para os mais abastados e/ou para clérigos. Um varandim no fundo de cada enfermaria permitia aos doentes assistir à missa.

Verdadeiro complexo sanitário assaz moderno para o seu tempo, o hospital tinha ainda uma cozinha, um forno e um refeitório para a cerca de meia centena de funcionários, o que também era um número digno de registo. A alimentação dos funcionários decorria por conta da administração.

Além destas, outras dependências havia: casa de lenha, capoeiras, pombal, cavalariça, poços, claustros, lavadouros, dois moinhos, latrinas, dois tanques para lavar a roupa e uma horta grande que fornecia legumes e fruta. Havia ainda uma botica...

> ... [onde se farão] todos os xaropes e mezinhas e se destilará todas as águas de que na botica se hajam mister [...] e terá cuidado de ter todas as ervas [...]. Fará limpar a cevada de que se há de fazer água dela e fará em cada dia água decoada [...] e cozerá as ervas com que se fazem os lavatórios e os banhos [...] e fará todos os estomáticos, emplastros e os saquinhos assim para a dor do prioriz como para todas as outras dores.
>
> (Documento da Chancelaria de D. Manuel I,
> Livro XXXV, fl. 20)

... E havia ainda uma «casa da fazenda», com função de secretaria e tesouraria.

Note-se que a assistência a soldados e marinheiros não era descurada, tanto mais que a escassez de hospitais militares e as necessidades da Expansão tal exigia. Em 1605, o rei Filipe I ordenou que:

> [no Hospital de Todos os Santos se edificasse uma enfermaria] para nela se curarem soldados e marinheiros das armadas e [...] pera este efeito se desocupe logo uma enfermaria no lugar que for mais acomodado e que nela se receba e cure a dita gente com a caridade que se deve aos enfermos miseráveis. Que do soldo e paga de cada hum

> dos soldados e marinheiros que se receberem na dita enfermaria se de cada dia por o tempo que assi se curarem hum real e meio de prata sobre o que se enviara daqui a ordem necessária ao pagador da dita gente e de fazer merce de mil cruzados em dinheiro por uma vez para roupa e camas da dita enfermaria que se pagarão no mais pronto que houver.

As merceeiras também eram servidas no hospital, tendo, além do apoio em dinheiro/géneros, aposentos e refeitório próprio. Também havia um albergue para religiosos e peregrinos, com capacidade para uma dúzia de frades e com auxiliar próprio. Dentro deste espírito cristão que vinha de trás e que se manteve (embora noutros moldes), existia ainda uma albergaria para pobres: a «albergaria dos pedintes andantes», onde estes míseros tinham à sua disposição água, cama (com enxergão de palha, colchão, dois lençóis de estopa, cabeçal de lã e mantas alentejanas), luz, vestuário e alimento. Esta albergaria estava encerrada de manhã até à tardinha, abrindo ao fim do dia e durante a noite. Claramente era um albergue para os que hoje chamamos de «sem-abrigo». Havia ainda um serviço médico para consultas externas.

O cuidado com as crianças abandonadas não era descurado. Os expostos na roda dos enjeitados e as suas amas eram alvo de atenção, o que se percebe se se disser que por dia se recolhiam desta maneira duas ou três crianças, quando não mais... Uma vez aí recolhidas e registadas, as criancinhas eram entregues ao cuidado de duas amas que estavam em serviço permanente, permanecendo essas crianças na instituição até serem entregues a casais que delas cuidariam na primeira infância, com contrapartida de compensações em géneros e em numerário. Aos três anos — mais coisa menos coisa —, as crianças retornavam ao hospital; os rapazes eram iniciados num mester e as raparigas eram dotadas para um casamento honrado. Note-se que se, a meio deste processo, alguém viesse reclamar a criança, tinha o reclamante de jurar ser a criança sua descendente. Tal bastava.

Depois perguntavam-lhe se queria contribuir com uma esmola para o hospital — por conta das despesas já feitas —, embora uma negativa não impedisse que o reclamante pudesse partir com a sua criança. Também era comum a adoção.

Quem podia ser recebido no hospital? Um pouco como sucede hoje, podiam ser admitidas todas as pessoas que residissem em Lisboa e arredores até dez léguas, bem como os não residentes que aqui adoecessem. Também podiam ser recebidos súbditos estrangeiros em iguais condições e quem chegasse à cidade por mar.

Todo este esforço assistencial e médico, em muitos aspetos inovador e de grande complexidade para o tempo, tinha de estar escorado num corpo de funcionários altamente profissionalizado. Todos os dias, dezenas de pessoas levavam a cabo um trabalho que ia desde as altas responsabilidades inerentes ao provedor, ao almoxarife ou físico principal, até aos trabalhos mais discretos (mas igualmente decisivos) de uma legião de «formiguinhas», onde se incluíam amassadeiras ou lavadeiras, porteiros ou escravos avulsos. E todos tinham o seu labor regulado e os seus vencimentos bem estipulados.

FIGURA 2.12

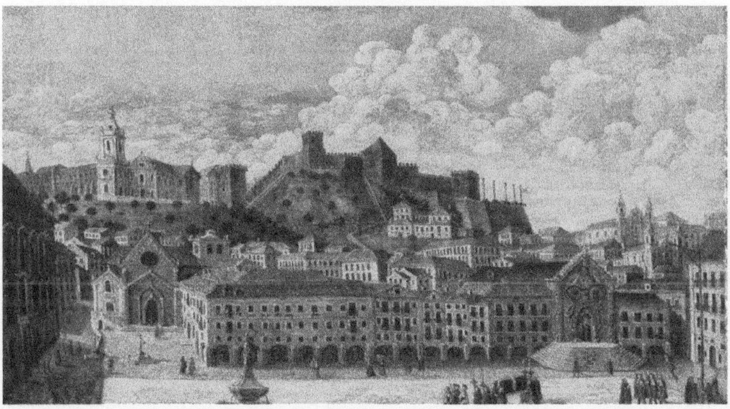

Gravura setecentista mostra o hospital pouco antes do terramoto que o destruiu.

De um modo geral, podemos dividir o pessoal em quatro áreas: administrativo, médico/técnico, religioso e auxiliar/logístico. De seguida, arrolamos os cargos principais de cada setor (o rol não é exaustivo).

O pessoal administrativo era composto pelo provedor e pelo vice-provedor, a que se somavam o almoxarife (uma espécie de tesoureiro), um escrivão, um hospitaleiro e um despenseiro, além de cargos «menores». O pessoal técnico, no qual se incluíam todos os profissionais que cuidavam e tratavam diretamente dos doentes, incluía um físico/médico, dois cirurgiões, dois auxiliares que eram discípulos dos cirurgiões, um hospitaleiro e uma hospitaleira, onze enfermeiros — dos quais quatro seriam «maiores», isto é, principais —, um boticário com os seus dois ajudantes, um algebrista (para tratamento de fraturas e deslocamento de ossos; podia acumular com o barbeiro sangrador), uma enfermeira para as mulheres com uma ajudante, um(a) cristaleiro(a) e um barbeiro sangrador. O pessoal religioso incluía dois capelães e dois acólitos, além do apontador (uma espécie de fiscal). Por fim, a grande massa do pessoal auxiliar era composta por um cozinheiro e seus três ajudantes, um porteiro e uma lavadeira, um alfaiate, um atafoneiro, uma amassadeira, um forneiro, quatro auxiliares gerais e seis escravos.

Note-se que estes cerca de sessenta profissionais (se podemos considerar os escravos como tal) podiam ser reforçados com pessoal extra se as necessidades o determinassem. Refira-se ainda que estes quantitativos dizem respeito aos primeiros anos de existência do hospital, e tal como estipulado no regulamento de 1504. Mas sabemos, através do exaustivo estudo de Rute Isabel Guerreiro Ramos (ver bibliografia), que tais quantitativos oscilaram ao longo das décadas. O pessoal médico propriamente dito, por exemplo (falamos só de médicos/físicos), nunca ultrapassou os cinco efetivos, até crescer substancialmente no século XVIII.

De igual modo as funções de cada «setor» estavam bem definidas. Assim, entre o corpo administrativo, podemos começar pelo provedor que deveria ser «pessoa honrada e de bom saber e zeloso de todo o bem». Preferiam-se clérigos, mas se tal não ocorresse, deveria ser um leigo solteiro. As suas tarefas consistiam em garantir o bom cumprimento do regulamento do hospital, a assistência a missas e às visitas aos acamados, vigiar as aquisições de géneros por grosso, supervisionar e assinar os livros de despesa, assistir à admissão de doentes e obstar a que os curados permanecessem no hospital ocupando leitos necessários para outros. De igual modo, devia presidir ao serviço dos enjeitados, deveria verificar do bom comportamento do pessoal e dos doentes (reprimindo, por exemplo, mulheres «bradadeiras» ou bravas), deveria supervisionar os textos sacros que seriam lidos às refeições e mandar semanalmente ler aos profissionais o regulamento da «casa». Tinha competência para suspender funcionários e para nomear outros, ao mesmo tempo que supervisionaria o bom tratamento dos doentes e dos serviços de apoio (botica, cozinha, refeitório, despensa). Por fim, deveria prover para que todo o pessoal, menos escravos e enjeitados, vestisse a farda do hospital: um vestido azul com a letra S dentro de um círculo.

FIGURA 2.13

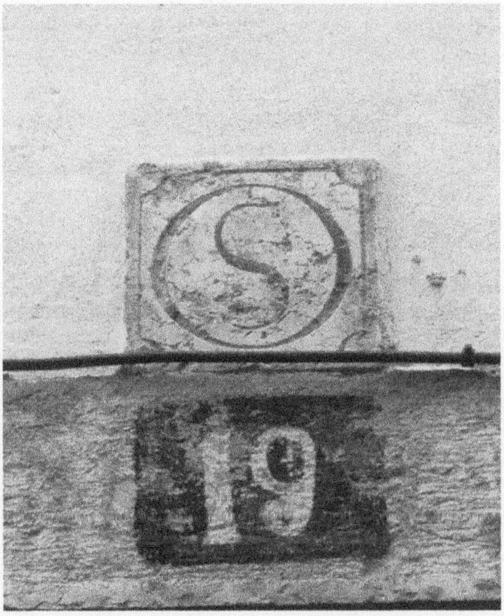

A sigla do Hospital Real de Todos os Santos: Omnium (O) Sanctorum (S) numa placa foreira em Alfama. O imóvel pertenceria ao hospital (foto do autor).

Enfim, sob as suas mãos repousava a tarefa de superintender ao bom e correto funcionamento desta grande «máquina». Uma tarefa a tempo inteiro que nos faz compreender a predileção por solteiros (eclesiásticos ou laicos). Por isso, era também o técnico com o salário mais alto. O provedor era coadjuvado pelo vice-provedor, que o substituiria em caso de impedimento. Ademais, cabia-lhe a supervisão das dietas e a coordenação das refeições do pessoal, cabendo-lhe tocar a sineta que anunciava o seu início. Só após todos os funcionários terem comido é que ele poderia fazer o mesmo.

O almoxarife era o fiel depositário das rendas auferidas pelo hospital, bem como das esmolas e outros réditos. Depois, cabia-lhe «dispensar» essas verbas, assim em numerário como em géneros, exceto no tocante à botica. De igual modo cabiam-lhe as compras por grosso e, no geral, a movimentação de dinheiro. Sob a supervisão do provedor, geriria as propriedades do hospital. Já o escrivão tinha a seu cargo todos os livros de registo, sendo a sua presença obrigatória em todos os atos que implicassem despesas e recebimentos. De igual forma, cabia-lhe fazer uma estimativa anual de receitas, o que era efetuado no início de cada ano. Enfim, era o braço direito do almoxarife, como se percebe. O despenseiro tinha a seu cargo a despensa, claro, cabendo-lhe zelar pela sua guarda e qualidade, devendo também ser ele a entregar os produtos para a cozinha e para as dietas.

Depois vinha uma pequena plêiade de cargos «menores», como o desembargador, o solicitador (espécie de advogado), o tabelião (notário), o recebedor (um cobrador e depositário dos livros de receita e despesa) e vários escrivães com funções específicas...

Depois, havia o corpo técnico/médico.

Antes de mais o físico ou médico. A sua importância é constatada pelo mero facto de ser um dos profissionais mais bem pagos do hospital. Cabia-lhe a gestão corrente dos atos médicos, começando desde logo pelas visitas que orientaria duas vezes por dia (ao nascer do sol e pelas catorze horas). Ao toque, por ele ordenado, de uma dezena ou uma dúzia de badaladas de sineta, iniciava as visitas, acompanhado, entre outros, pelo provedor, vice-provedor, enfermeiro-mor, hospitaleiro e boticário. As visitas começavam pela enfermaria maior e pelo doente da direita nessa enfermaria, verificando, caso a caso, o pulso e as «águas». As dietas prescritas pelo físico eram anotadas pelo enfermeiro-mor e pelo boticário, sendo que este levava também um livro para registar as receitas. Além disso, o físico devia indagar de novos sintomas que cada doente apresentasse após a visita anterior. Após visitar os acamados, o físico dava assistência aos doentes que vinham ao serviço externo.

Os cirurgiões tinham funções supervisionadas pelo físico. Todavia, pelo facto de terem de dar lições aos seus auxiliares, transformaram o hospital numa das primeiras escolas médico-cirúrgicas do reino. Estavam obrigados a socorrer em qualquer hora, fazendo com que o hospital tivesse em efetivo serviços de urgências 24 horas por dia. Por isso, tal como outros profissionais, os cirurgiões viviam e comiam no hospital. Também eles tinham de visitar os acamados duas vezes ao dia, podendo prescrever receitas e cabendo-lhes, muito em particular, o cuidado dos doentes pensados e/ou ligados. O barbeiro sangrador aplicava as usuais e frequentes sangrias, claro, mas tinha também de «tosquiar» os doentes, por suposto...

Cargo importante era o do boticário, como o prova o grande número de itens do seu regulamento e a sua caracterização: «homem que saiba mui bem o seu ofício e tenha prática dele e seja mui prestes e despachado nas coisas do dito ofício». Claro que, além de coadjuvar o físico, cabia-lhe a elaboração e ministração dos medicamentos. Tinha de fazer diariamente a água de cevada, os «estomáticos», os «saquinhos para as dores» e os emplastros; devia colher as ervas necessárias para os banhos e lavatórios e garantir a higiene da botica e dos seus instrumentos. Tinha três auxiliares e auferia um dos salários mais altos.

A lista vai longa, mas é esclarecedora do grau de profissionalismo deste hospital. Por isso devemos agora passar aos enfermeiros(as), cujas funções incluíam: ministrar remédios, unguentos e mezinhas (no caso de impedimento do boticário), a organização das dietas, o auxílio a sangrias, levar comida aos doentes e lavá-los, a muda da roupa de cama (pelo menos uma vez por semana), a limpeza do local e o afastamento de maus cheiros (se preciso fosse, recorrendo a perfumes), o vazamento das bacias (dando ordens aos escravos), o socorro em caso de urgência, elaborar a mortalha para um defunto e a sua discreta retirada da cama, além da entrega da roupa ao hospitaleiro e de ordenar ao coveiro o enterramento. Curiosamente, tinham a seu cargo um armário de primeiros socorros com açúcar rosado, água de cheiro e cordiais, para socorrerem em caso de urgência e enquanto o físico e um cirurgião não chegassem. Mais curiosamente ainda, deve dizer-se que amiúde os enfermeiros eram recrutados entre antigos doentes...

O(a) hospitaleiro(a) cuidava das roupas, cuja higiene e limpeza teria de garantir. Aliás, também vigiava a limpeza e higiene das instalações, que inspecionava duas vezes por dia. A seu cargo também tinha a albergaria dos pedintes, providenciando para que nada lhes faltasse.

O pessoal religioso tinha as expectáveis funções inerentes ao seu estado eclesial: dizer missa, ouvir confissões, dar a extrema-unção, cuidar dos testamentos e da solenidade dos enterros, dar as comunhões, cuidar dos objetos de culto e, genericamente, animar e consolar os doentes.

Por fim, o sempre indispensável pessoal auxiliar (designação pouco justa) e de logística: cozinheiros(as), porteiros, lavandeiras, alfaiates, coveiro, atafoneiro, hortelão, trinchante, azemel para transporte de águas, carregadores de esquifes, amassadeira, forneira, e por aí fora.

Por muita noção que se tenha de quão longo este rol terá sido, a verdade é que nos dá uma ideia da estrutura e complexidade deste hospital, bem como da inovação que representou. Sem nunca ter abdicado da vertente religiosa, estamos perante uma instituição que em muito se aproxima da visão moderna de uma unidade hospitalar. Estava lá tudo, exceto a eficácia da medicina, que ao tempo não havia. Ou seja, poderemos dizer, com alguma ironia, que a estes dedicados médicos, boticários, enfermeiros e afins só a medicina lhes falhou...

O facto de o Hospital Real de Todos os Santos ter servido de modelo a outros hospitais que posteriormente surgiram no reino diz muito do seu estatuto modelar. Entretanto, e como é de supor, durante os 274 anos da sua existência, o número de funcionários sofreu oscilações, consoante as necessidades do serviço ou (muitas vezes) da contabilidade.

É possível que, ao leitor habituado às discussões modernas sobre os custos do Estado social, uma questão lhe ocorra: como era tudo isto financeiramente suportado?

As fontes de rendimentos eram variadas. Antes de mais, através dos rendimentos decorrentes da gestão dos seus bens próprios (propriedades e imóveis, por exemplo). Depois, através da administração de capelas e do recebimento de esmolas e legados pios, além do financiamento por parte da coroa. Não sendo tal suficiente (até porque a coroa se atrasava amiúde no financiamento e a burocracia não ajudava), os monarcas recorriam à agregação de outras formas de apoio, sendo exemplo os bens de judeus e mouros expulsos do reino, os bens de capelas e confrarias lisbonenses não administrados, os dinheiros descaminhados das fianças dos degredados, as tenças, a comutação de penas a favor do hospital, e por aí fora. Alguns apoios assumiam formas que hoje consideraríamos bizarras, como ocorreu em 1588, quando Filipe I de Portugal concedeu ao hospital o exclusivo da representação teatral em Lisboa — que durou até 1727 — ou o aluguer das cadeirinhas de mão.

Podemos dar uma ideia mais precisa das fontes de rendimento desta instituição para o ano de 1564, o ano em que a Misericórdia assumiu a direção do hospital: 58 % provinha de rendas e foros de bens próprios; 14 % de esmolas régias; 9 % da venda de cereais e vinho; 9 % resultava de receitas extraordinárias e 5 % advinha de outras vendas. E 5 % eram legados não cumpridos. Em 1614, o panorama alterou-se: 19 % provinha de rendas e foros de bens próprios; 34 % de juros e tenças; 17 % da venda de cereais, vinhos e panos; 9 % de receitas extraordinárias; 7 % de fianças; 4 % de comédias teatrais em Lisboa. Os legados não cumpridos subiram para 10 %.

As variações das receitas continuariam durante a sua existência, não sendo aqui o lugar para esmiuçar todas essas variações que o estudo citado de Rute Isabel Guerreiro Ramos analisa com precisão. Ora a massa monetária assim gerida era grande, mas as despesas eram também enormes. As principais despesas decorriam, logicamente, do tratamento dos doentes — desde a sua alimentação à roupa e medicação —, dos salários em numerário e géneros e do pagamento dos muitos bens, géneros e serviços que eram adquiridos, além da manutenção quotidiana das instalações. No ano de 1564, 67 % das despesas são relativas ao que se denominava de «bolsa do mês» (despesas com transportes, alimentação, manutenção, roupa, administração corrente, propinas para funcionários) e 22 % para ordenados. O resto eram pequenas despesas (2 % para medicamentos e 7 % para alimentar galinhas, por exemplo). A grande parte das despesas foi sempre para a assistência, seguida da vertente do culto e só depois a da administração, embora nas derradeiras décadas a parte administrativa se sobrepusesse à religiosa.

Em 1530, a administração foi entregue à congregação dos frades loios, embora as decisões mais importantes se mantivessem nas mãos do monarca. Mais tarde, já em 1564, a administração mudou novamente de mãos, sendo agora entregue à Misericórdia de Lisboa, comprovando a dinâmica que o movimento das Misericórdias — que a seguir veremos — tinha já nesta fase da nossa História e na História da Expansão portuguesa.

Importante tarefa era ainda a de receber doentes enviados por outros hospitais. Muitos vinham de fora da cidade; outros vinham de hospitais da cidade que se tinham fundado ou subsistido após a criação do Hospital Real e que, em alguns casos, se tinham «especializado». Era o caso do Hospital dos Palmeiros (para peregrinos), dos hospitais dos Pescadores Chincheiros, dos Pescadores Linheiros e do Hospital do Cata-que-Farás (os três para pescadores), do Hospital de Nossa Senhora das Virtudes e do Hospital de Santa Ana (para incuráveis, já que estes não podiam ser admitidos no Hospital Real) e do Hospital da Luz, em Carnide. Eram todos hospitais mais pequenos, claro, embora, mesmo assim, o da Luz tivesse capacidade para mais de sessenta doentes. No fundo, estas unidades podiam funcionar como uma espécie de hospitais de retaguarda.

Ao longo da sua existência, o hospital desenvolveu algumas competências que o notabilizaram. No século XVI ter-se-á aí inaugurado uma verdadeira «escola de cirurgia», o que terá contribuído para que, com o tempo, o ordenado de cirurgiões (durante muito tempo, vistos como «profissionais de segunda») se equiparasse ao dos médicos. Uma outra especialidade que trouxe alguma fama ao hospital foi a oftalmologia, havendo mesmo referência a «oculistas» já em 1587; nos séculos seguintes, a «escola oftalmológica do Hospital Real» prosperou ao ponto de se incrementar o ofício de fabricantes e vendedores de lentes e de óculos.

Seja como for, e apesar de as questões administrativas e financeiras condicionarem a atividade de qualquer instituição, o aspeto central eram e são as pessoas. Mesmo não havendo róis exaustivos do número de doentes tratados no hospital, sabemos que em 1552 rondava os três mil, quantitativo largamente ultrapassado em 1616 e que em 1756 subiu até perto dos dez mil. Se não estivessem submetidos a alguma dieta específica, os doentes consumiriam o mesmo tipo de alimentação dos funcionários do hospital: 3,5 alqueires de pão por mês, 3 quartilhos de vinho e 1 arrátel de carne ou peixe por dia. Outras iguarias comuns eram o arroz, a fruta, os ovos, os vegetais e as leguminosas.

Em 1601 um fogo danificou-o; e, em 1750, um novo incêndio marcou o princípio do fim do Hospital Real de Todos os Santos. O terramoto de 1755 colocou-lhe, na prática, um ponto final. Ironia das ironias: o hospital praticamente «pereceu» no dia do seu patrono, Dia de Todos os Santos. Vinte anos mais tarde seria demolido, na sequência de uma reforma assistencial levada a cabo por Pombal, a que se associou o facto de as suas instalações estarem no «caminho» da ainda mais profunda reforma urbanística que o primeiro-ministro de D. José encetou na reconstrução da Baixa lisbonense. Historicamente, o seu sucessor foi o Hospital de São José, que preserva algum do seu espólio e arquivo.

2.10 AS MISERICÓRDIAS

A origem e o rápido crescimento das Misericórdias portuguesas ocorrem numa época simultânea ao aparecimento do Hospital Real de Todos os Santos. Na verdade, será na viragem da centúria de quatrocentos para a de quinhentos — no mesmo momento que a Expansão portuguesa começa o seu apogeu — que aquelas duas instituições irão alterar o panorama do apoio aos pobres e da assistência médica no reino e, como adiante veremos, nas próprias possessões ultramarinas.

Igualmente curioso é o facto — já referido — de ambas as instituições terem sido incentivadas e fundadas pelo casal real: o rei D. João II e a rainha D. Leonor. Embora as desinteligências entre ambos sejam conhecidas, numa coisa pareciam estar de acordo: a necessidade de a assistência em Portugal dar um salto quantitativo e qualitativo, dada a insuficiência do antigo modelo assistencial, assente na caridade individual e/ou corporativa. As novas realidades sociais, económicas e políticas não se compadeciam com hospitais de três camas, oferta de enxovais para raparigas pobres ou gafarias falidas geridas por câmaras com falta recorrente de verbas (passe a caricatura)... Agora, era necessária uma estrutura centralizada, com técnicos especializados, dotada de receitas permanentes capazes de antecipar o futuro, com espaços amplos e gestão profissional. O espírito cristão estava lá, decerto. Mas só através deste novo modelo poder-se-iam alcançar os resultados propostos. Um mundo novo gera novos problemas, a que só novas soluções darão cabal resposta.

Talvez fosse esse o raciocínio do rei e da rainha, cada qual para o seu lado, provavelmente... Não sabemos. O que importa é que, como diz Mateus no Novo Testamento: «Pelos frutos os conhecereis.» E que frutos foram.

Segundo reza a tradição, coube à rainha a ideia de criar uma rede assistencial «nacional» que maximizasse o apoio aos pobres e aos doentes. Ainda segundo a tradição, tal ideia ter-lhe-á surgido na sequência de pregações de frei Miguel Contreiras, um monge trinitário castelhano que, segundo a lenda, calcorreava as ruas de Lisboa com um burro à ilharga, recolhendo e dando esmolas aos mais pobres. O vigor das suas pregações e o exemplo da sua fé terão contagiado a rainha, que o nomeou seu confessor pessoal. Da associação entre o piedoso monge trino e a caridosa rainha, nasceu a ideia da primeira Misericórdia do reino, a de Lisboa em 1498, da qual, aliás, Contreiras foi o primeiro provedor. Reza ainda a tradição que o monge se finou em 1505, com a provecta idade de 74 anos, deixando atrás de si uma memória eivada de aroma de santidade, que lhe assegurou um lugar na História, o nome em ruas de Lisboa, Estoril e Vila Real, e uma posição de destaque nos pendões das Misericórdias nacionais.

Tudo isto seria muito justo se o bom frade tivesse existido. Contudo, os mais recentes estudos de alguns dos mais abalizados historiadores nacionais provaram que a figura de frei Miguel Contreiras foi uma construção posterior, feita por frades da Ordem da Santíssima Trindade, com o propósito de dar novo lustro a uma ordem religiosa que estava em declínio. Recorde-se que a principal missão dos trinitários era o resgate de cativos cristãos em terras da moirama, tarefa que estava em recuo ao longo do século XVII. Diminuído o objetivo, decrescia a missão e minguava a ordem. Foi por isso que um tal monge trino posterior — frei Bernardo da Madre de Deus — construiu a memória de frei Contreiras.

Não importa. Na verdade, até nos parece que um piedoso mito fundacional envolverá esta meritória instituição numa aura ainda mais brilhante. Certo, certo é o facto de ter sido em 15 de agosto de 1498 (cerca de três meses após Vasco da Gama ter aportado em Calecute) que se fundou na Sé da capital a Irmandade de Nossa Senhora da Misericórdia de Lisboa. Foi a primeira do reino. O seu objetivo era claro: cumprir as 14 obras de Misericórdia, fossem as sete obras corporais...

1. Dar de comer a quem tem fome.
2. Dar de beber a quem tem sede.
3. Vestir os nus.
4. Dar pousada aos peregrinos.

5. Assistir aos enfermos.
6. Visitar os presos.
7. Enterrar os mortos.

... fossem as sete obras espirituais:

1. Dar bom conselho.
2. Ensinar os ignorantes.
3. Corrigir os que erram.
4. Consolar os tristes.
5. Perdoar as injúrias.
6. Suportar com paciência as fraquezas do nosso próximo.
7. Rogar a Deus por vivos e defuntos.

Para tal foi necessária a aprovação de D. Manuel I, o que se fez sem qualquer entrave, tendo mesmo o novo monarca tomado sob a sua proteção esta instituição.

Para a prossecução desses objetivos, dotou-se a irmandade — de acordo com o seu compromisso — de um corpo de oficiais e de um vasto conjunto de recursos, o que a realçava em comparação às pequenas instituições anteriores com similar função e que, dentro de três anos, seriam extintas para integrarem o Hospital Real de Todos os Santos. Assim, um provedor geria a «casa», coadjuvado por nove conselheiros, um escrivão e dois mordomos, anualmente eleitos a cada 2 de julho. Nesse dia, que, por coincidência (ou não), calha exatamente a meio do ano, os irmãos reunidos em cabido procederiam à eleição dos novos conselheiros e provedor, sendo todos os cargos não remunerados, o que não só ia ao encontro do espírito caritativo que enquadrava a Misericórdia, como seria um meio de impedir a corrupção e o aparecimento de interesseiros. Enfim, se confiar é bom, controlar ainda é melhor...

O compromisso da Misericórdia de Lisboa determinava que o provedor devia ser alguém paciente e humilde — valores tanto mais importantes se se tiver em conta a humilíssima condição dos assistidos — devendo dedicar à gestão da instituição todo o tempo que lhe fosse possível. De igual modo presidiria aos cabidos, distribuía os cargos pelos conselheiros, devia visitar os presos, os pobres e os doentes com o fito de se inteirar das respetivas necessidades. Nesta derradeira tarefa seria acompanhado pelo escrivão. Em todas as decisões que implicassem despesas em dinheiro ou géneros, bem como para o despacho de petições, devia o provedor reunir os conselheiros, pois as decisões eram colegiais. Tinha ainda autoridade para expulsar qualquer irmão cujo comportamento fosse prejudicial, mas só o podia fazer após três advertências.

Já os conselheiros tinham tarefas mais especializadas: visitavam os hospitais e as casas onde estivessem doentes pobres, inquirindo das suas necessidades e satisfazendo-as em géneros ou em dinheiro, o que fariam a cada segunda-feira; faziam visitas aos que estivessem retidos em suas casas por razões de saúde, levando um médico, medicamentos e consolo espiritual; visitavam os presos aos domingos, levando-lhes comida que chegasse até à quarta-feira seguinte, após o que haveria um reforço alimentar; fariam, com o escrivão, a lista dos «pobres envergonhados», dando-lhes esmola.

Outros cargos incluíam os dois mordomos. Um era o «mordomo da capela» e outro o «mordomo de fora». O primeiro estava sempre na capela da Misericórdia, recolhendo dádivas, arrolando os enterros que a «casa» devia propiciar em concordância com as últimas vontades do defunto e devia anotar as missas a serem ditas; o segundo faria os pagamentos e as compras, bem como outras tarefas que o provedor cresse necessárias. O cargo de mordomo era o único que era voluntário e só durava um mês, devido ao trabalho que dava.

Depois havia o escrivão, que, além das tarefas supra, devia ainda manter a boa e rigorosa escrituração de despesas e de receitas, para o que tinha ao seu carrego os livros necessários. Havia ainda os pedidores de pão, que deveriam ser três ou quatro por freguesia e que eram escolhidos pelos confrades para, a cada domingo, organizarem os peditórios para as obras pias da casa. Também estes eram escolhidos mensalmente, o que pressupõe ser cargo cansativo.

A expansão das Misericórdias foi rápida. Só no mesmo ano da de Lisboa, surgiram mais dez, de Valença a Lagos e de Tavira a Angra do Heroísmo. Nos anos seguintes, as demais terras do reino seguiram o exemplo, não havendo, a médio prazo, cidade ou vila que não tivesse a sua Misericórdia. Em 1527 já havia 63; até ao fim da centúria de quinhentos, o século que presenciou o auge e a decadência do Império Português (pelo menos, no Oriente), fundar-se-iam mais 51, o que faz com que, à entrada do século XVII, houvesse bem mais de cem, espalhadas pelo continente e pelo Império.

Como veremos adiante, as Misericórdias acompanharam a geografia da expansão nacional, tornando-se a espinha dorsal da assistência aos residentes, viajantes e marinheiros. De salientar que todas estas «casas» seguiam o padrão do compromisso lisboeta, o que fazia desta instituição um todo devidamente estruturado, ao mesmo tempo centralizado em torno de um estatuto/compromisso e descentralizado, porque gerido pelos irmãos locais consoante as necessidades próprias de cada terra.

Muitas das antigas e desatualizadas estruturas hospitalares e assistenciais existentes passaram para a alçada das Misericórdias. Como estavam, eram organismos caritativos desajustados, minguados e até ineficazes. Agora estavam integradas numa grande rede que potenciou o tradicional espírito cristão, tornando-o muito mais operativo, devido ao rigor da administração, à capacidade para angariar receitas e esmolas mais volumosas e constantes e — quiçá um dos aspetos fulcrais — à sua estreita relação com o poder central.

Na realidade, a ligação mutuamente profícua com o Estado foi um dos aspetos que desde logo projetou as Misericórdias. Por um lado, o Estado, constatando a valia da instituição, cedeu-lhe regalias e benesses que ainda mais maximizaram a sua atividade; por outro lado, as Misericórdias cumpriam uma função social que o Estado de então não via como de sua competência, e que não conseguiria levar a cabo com igual eficácia em todo o território. Ainda no reinado de D. Manuel, importantes benefícios foram dados:

- Isenção de vários impostos aos provedores e oficiais;
- Isenção de esses provedores e oficiais ocuparem cargos municipais;
- Dispensa de os funcionários das Misericórdias ficarem em filas quando compravam bens para doentes, presos e pobres;
- Doação de 4/5 dos panos e de objetos apreendidos e que outrora eram queimados;
- Atribuição de salvo-condutos aos oficiais da Misericórdia quando visitassem as prisões, sendo obrigatória a colaboração dos carcereiros;
- Primazia do provedor em audiências judiciais;
- Exclusivo para a Misericórdia dos peditórios para pobres e enfermos ao nível nacional;
- Em localidades onde a Misericórdia local não tivesse hospital próprio, os doentes seriam encaminhados para um hospital indicado pelos irmãos.

A última regalia que arrolámos permite-nos fazer a ponte com o património que as várias Misericórdias das várias localidades tinham. Os hospitais e afins, por exemplo. De facto, em muitas terras, as Misericórdias incorporaram as instituições de assistência pré-existentes. Muitas eram pequenas e ínfimas, como é sabido; outras, nem tanto. E neste caso, estamos a pensar nos já referidos Hospital e Gafaria de Sintra, que em meados do século XVI passaram a integrar a recém-criada Misericórdia, e que eram duas instituições poderosas no concelho; estamos ainda a pensar no famoso Hospital Termal das Caldas da Rainha, uma outra instituição de referência no todo nacional. E eis que resgatamos aqui a promessa feita páginas atrás de referir o Hospital Termal das Caldas da Rainha, enquanto instituição modelar do seu género. Aliás, o Hospital

Termal das Caldas, pelo seu papel de charneira entre a antiga e desajustada rede assistencial e a nova realidade quinhentista trazida pela expansão, merece um apontamento mais desenvolvido. Vejamos...

As termas em Portugal são mais antigas do que a nacionalidade. Algumas datam da ocupação romana, outras remontam à época islâmica. Note-se que estas duas culturas valorizaram o uso das águas (termais ou não) como medida sanitária, higiénica e terapêutica. O atual bairro de Alfama, por exemplo, deve o seu nome ao aproveitamento que os árabes lisboetas fizeram das suas salutares águas... Mais tarde, os reis portugueses também as valorizaram. Afonso I valorizou as termas de São Pedro do Sul, as de Monte Real foram desenvolvidas por D. Dinis, e, já dentro da época da Expansão, temos D. João I a apoiar as termas das Taipas e D. João II as de Monchique.

Normalmente, o surgimento de umas termas verificava-se quando populares de um local e arrabaldes percebiam as potencialidades benfazejas de uma fonte natural ou de uma nascente, e aí se agrupavam. Depois, alguém com meios (que podia ser alguém ligado ao poder) aí instituía um centro termal e a coisa estava lançada. Afinal, foi assim que nasceu o Hospital Termal das Caldas, que pouco tempo depois seria uma das pedras de toque das Misericórdias. Vejamo-lo...

> [Determino, eu rainha dona Leonor] para serviço de Nosso Senhor e da Virgem Gloriosa, Sua Mãe, Senhora Nossa, e por salvação da minha alma, mandar fazer [...] em o dito local [das Caldas] um hospital conjunto com as ditas casas e banhos, e assim outras casas e oficinas ao dito hospital necessárias.
>
> (Carta de Privilégio do Hospital das Caldas)

As causas da fundação deste hospital estão eivadas de lendas. Segundo uma dessas lendas, teria sido numa viagem para Óbidos feita em 1498 por D. Leonor que a decisão de erguer um hospital termal foi por ela tomada. Ao observar que, num local ermo, alguns pobres se banhavam ao ar livre em águas benfazejas, decidiu aí erguer estruturas hospitalares de apoio a esses infelizes. Outra lenda refere que a causa da decisão teria sido o sofrimento causado por um aborto sofrido pela rainha em 1483. Por fim, uma terceira lenda aponta como causa para a ereção de um hospital termal o facto de que teriam sido essas mesmas águas a curar a rainha de um cancro.

E de facto, que as águas das Caldas são benfazejas, são. Análises modernas feitas à água das nascentes revelam um composto de ácido carbónico, protocarboneto de hidrogénio, oxigénio e azoto, ao passo que a água mineral contém cloretos e sulfatos de cal, magnésio e ferro, carbonato de sal, alumina e ferro, matéria orgânica pouco azotada. Este conjunto de propriedades indica estas águas como benéficas para o tratamento da artrite, do reumatismo, do cancro, da gastrite e da sífilis, entre outras afeções. Mas, naqueles dias, ninguém que se servisse dessas águas saberia destas minudências químicas. Apenas pelo mero conhecimento empírico chegavam lá...

No fundo, não importa como e porquê foi o hospital fundado. Lendas são lendas. O que importa salientar é que as obras terão começado por volta de 1485, transformando aquilo que era um deserto de tojo e urze num centro/hospital termal — o mais antigo do mundo, segundo se crê.

À edificação do novo hospital, seguiu-se, em 1488, a doação de carta de privilégio régio, na qual D. João II concedeu privilégios a 30 povoadores para passarem a residir nesse lugar até então desabitado. Curiosamente, 20 desses moradores eram «homiziados», ou seja, pessoas que tendo cometido crimes viram as penas comutadas, sendo obrigadas, em contrapartida, a residir em locais ermos ou instáveis (como zonas até aí desabitadas ou vilas fronteiriças). Tudo isto demonstra como o lugar era desértico, por um lado, e, por outro lado, mostra o esforço feito para dotar o sítio de estruturas e povoadores. Ao mesmo tempo, é a prova do empenho do real casal na edificação da nova instituição.

Não se sabe quando começou o hospital termal a funcionar. Algures entre 1498 e 1507, o que o torna coevo ao Hospital de Todos os Santos.

Mais do que uma coincidência, será, pensamos, um sinal dos tempos. De igual modo, é muito difícil reconstituir o primitivo hospital. Existia uma igreja, decerto, mas que, ao contrário da do Hospital de Todos os Santos, apenas comunicava parcialmente com o corpo do edifício principal, já que se situava numa extrema do conjunto arquitetónico. Por seu turno, a frontaria do hospital dava para o centro da nova vila das Caldas da Rainha (raras vezes um topónimo foi tão esclarecedor), como ainda hoje sucede.

FIGURA 2.14

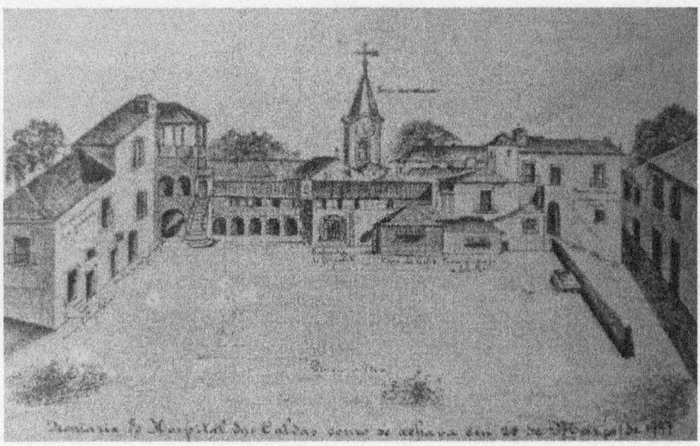

Reconstituição do Hospital das Caldas, antes das modificações do século XVII (em Silva Correia, ver bibliografia).

O edifício principal formaria um grande L, com as várias dependências ocupando três pisos. No subsolo havia três piscinas, uma para os homens, outra para as mulheres e a terceira reservada para a rainha; a dos homens tinha 38 m^2, as outras não sabemos. Provavelmente, a piscina das mulheres seria de tamanho similar; a da rainha seria mais pequena. Mas estamos a especular... Um pouco acima do nível das três piscinas, duas enfermarias (uma para cada sexo) davam serventia aos doentes com dificuldades de locomoção, ajudando-os a ir aos respetivos banhos.

Num espaço contíguo havia uma copa, de onde saíam as refeições que os enfermeiros levavam aos pacientes.

No rés do chão ficavam a botica — que tinha boa fama — e a cozinha. No primeiro piso estavam as enfermarias: a sul, a dos clérigos e nobres; a nordeste, a das mulheres e das fidalgas; ao centro, a dos homens. Ainda nesse piso, estavam a casa do médico e a do boticário. Quatro retretes e algumas dependências para arrumos e limpeza completavam a estrutura. O vasto conjunto do edifício era ainda composto por outras dependências, entre as quais podemos detetar a rouparia (as roupas eram guardadas em arcas de cedro), a albergaria dos peregrinos (usada sobretudo pelos romeiros *xacobeos*), os alojamentos do pessoal (nomeadamente do escrivão e do enfermeiro-mor), as enfermarias para as «febres» (doentes com febres recorrentes) e para os «convalescentes» (recém-curados que aguardavam um par de dias antes de regressar a casa) e ainda o alojamento do provedor. Pertinho, ficava o paço da rainha, com a sua horta, pomar e jardim.

O hospital tinha um total de cem camas, o que era impressionante para o tempo; sessenta para doentes, vinte para pessoas de «qualidade superior»; vinte para peregrinos e para servidores da casa. As camas não eram substancialmente diferentes do que vimos para o Hospital de Todos os Santos: um enxergão de lã, um colchão, um almadraque (manta grossa) de lã, almofada e travesseiro com penas, lençóis de linho e dois cobertores.

No tocante ao pessoal, de igual modo não existiam muitas diferenças em relação ao hospital lisboeta. O pessoal técnico era constituído pelo médico, o boticário, um hospitaleiro e uma hospitaleira, três enfermeiros (um era uma mulher), um barbeiro sangrador e uma cristaleira. O pessoal administrativo incluía o provedor, o almoxarife e o seu coadjuvante e o escrivão. O pessoal religioso era composto por um vigário, três capelães e um sacristão-tesoureiro. Por fim, o pessoal auxiliar variava consoante aquilo que o provedor julgasse necessário; todavia, parece que tinha uma base fixa constituída por meia dezena de escravos, cozinheira, lavadeiras, despenseiro, hortelão e por aí fora.

Por curiosidade, diga-se que os vencimentos mais altos eram o do provedor (30 mil reais), o do médico e o do vigário (15 mil), o dos capelães (9 mil) e os do boticário, do escrivão e do almoxarife (8 mil cada). Mas os(as) enfermeiros(as) e os(as) hospitaleiros(as) também não se podiam queixar. A estes vencimentos fixos, podiam os profissionais (sobretudo os técnicos) somar benesses várias, como o alojamento e a alimentação, bem como o que podiam auferir por consultas privadas a pacientes abonados. Nota curiosa: em 1512, na vila, uma pescada custava dez reais, um coelho valia outro tanto, um leitão apenas quatro e uma galinha trinta.

Quanto à assistência médica, o que podemos dizer? As visitas do médico eram feitas duas vezes por dia; cada doente internado exigia exame, diagnóstico, banho, confissão e testamento, mas os incuráveis não podiam ser internados. O dormitório das mulheres tinha um regime de reclusão durante o internamento, cabendo à hospitaleira cerrar as portas e zelar por tal reclusão; da mesma forma, os tanques para os banhos eram fechados durante a noite. Considerava-se que a época balnear ia de 1 de abril a 30 de setembro, convocando o provedor todo o pessoal no primeiro dia para ler o compromisso do hospital. O jantar era às nove da manhã e a ceia à tarde, sendo os comensais convocados a toque de sineta; o despenseiro distribuía os pães, o vinho e os demais alimentos, com os pratos a serem levados para as enfermarias. Os doentes lavavam as mãos e sentavam-se à mesa individual de que dispunham. Ninguém podia beber mais do que três copos de vinho (temperado com água). No fim da cada refeição, rezava-se.

Enquadrado no espírito do seu tempo, tinha adstrita uma confraria — Nossa Senhora do Pópulo — que zelava pelo cumprimento das obras pias que ao cristão competia. Assim, esta instituição é exemplar também por se integrar no dinâmico movimento das Misericórdias que a sua fundadora iniciou. Essa mescla de espírito caritativo cristão e organização, especialização e profissionalismo representa bem o que foram as alterações da assistência em Portugal (e não só) na época dos Descobrimentos, nessa passagem da Idade Média (séculos XIV e XV) para a Idade Moderna (séculos XVII e XVIII).

Ao longo do período dos nossos Descobrimentos, manteve o Hospital das Caldas da Rainha a sua função e o seu espírito; aliás, podemos até dizer que foi aumentando de importância. A prova disso foram as grandes obras de ampliação que foram levadas a cabo entre 1747 e 1750 sob a égide do rei D. João V, durante as quais foram demolidos vários edifícios, refeitas as piscinas, instalada uma nova fonte termal — que então se chamava de «bufete» —, além de um novo conjunto de chafarizes, dos quais se destaca o famoso (e ainda existente) chafariz das Cinco Bicas. Foram ainda erguidos dois pisos no edifício principal, mudada a fachada e erguido um paço por trás do hospital para alojar a família real. Duas curiosidades: grande parte destas obras foi feita de acordo com plano dos arquitetos Eugénio dos Santos e Manuel da Maia, os mesmos que se notabilizariam após 1755, sob a égide de Pombal, na reconstrução de grande parte da capital; a maioria destas obras foi motivada pelo facto de ter sido precisamente no Hospital das Caldas que o monarca buscou remédio para o achaque que o afetou em 1742. No final, foi-lhe bem mais útil este hospital que as sangrias que então lhe deram, como já vimos...

3
Todos a bordo…

3.1 VIAJAR NO MAR: AVENTURA E TRAGÉDIA

Não é fácil, nos dias de hoje, abarcarmos a dimensão dos problemas que se colocavam aos marinheiros que, a bordo de frágeis embarcações, se faziam ao mar durante os séculos XV a XVII. Em alguns de nós ressoam ainda na lembrança, mais ou menos vaga, as narrativas de naufrágios, como os que são descritos na *História Trágico Marítima.* São páginas repletas de prantos e de dor, aquela dor que levou à famosa pergunta de Pessoa, na sua *Mensagem*, sobre o sal do *Mar salgado…*

Por muito forte que fosse o navio, por muito experimentada que fosse a tripulação, por muito capaz que fosse o comandante, o piloto, o mestre ou o sota-piloto, quem poderia opor a sua mestria e sabedoria às tempestades que tudo arrasavam? E quem se podia opor, com a suficiente e necessária força, aos ataques de piratas ou de corsários ou de navios de potências adversárias, que connosco disputavam primazias e ganâncias? Mesmo em terra, naquelas alturas em que os navios acostavam para fazer aguadas e recolher alimentos mais frescos, mesmo em terra — dizia — quem podia adivinhar se os nativos atacavam, matando os desprevenidos navegantes? Pois não foi assim que, em 1521, foi morto Fernão de Magalhães, na ilha de Mactan (Filipinas)? E quem não se lembra daquele pícaro episódio do «Veloso», narrado n'*Os Lusíadas*:

> É Veloso no braço confiado/E, de arrogante, crê que vai seguro;/Mas, sendo um grande espaço já passado,/Em que algum bom sinal saber procuro,/Estando, a vista alçada, co cuidado/No aventureiro, eis pelo monte duro/Aparece e, segundo ao mar caminha,/Mais apressado do que fora, vinha
>
> O batel de Coelho foi depressa/Polo tomar; mas, antes que chegasse,/Um Etíope ousado se arremessa/A ele, por que não se lhe escapasse;/Outro e outro lhe saem; vê-se em pressa/Veloso, sem que alguém lhe ali ajudasse;/Acudo eu logo, e, enquanto o remo aperto,/Se mostra um bando negro, descoberto.
>
> Da espessa nuvem setas e pedradas/Chovem sobre nós outros, sem medida;/E não foram ao vento em vão deitadas,/Que esta perna trouxe eu dali ferida./Mas nós, como pessoas magoadas,/A reposta lhe demos tão tecida/Que em mais que nos barretes se suspeita
>
> Que a cor vermelha levam desta feita.
>
> (*Os Lusíadas*, Canto V, 31–35)

Fiado na benignidade dos nativos etíopes, um tal Fernão Veloso acompanha-os em terra, até se perceber que as intenções deles não eram amistosas... Nessa altura, os portugueses que iam para a Índia apenas ficaram com feridas relativamente leves. Mas isso não era necessariamente a regra.

Além dos ataques externos e das ameaças dos elementos, a vida a bordo — e é esta que agora mais nos interessa — era muito dura. Qualquer acidente podia ser fatal, desde uma pequena ferida que infetasse a uma queda no mar... Curiosamente, olvidamos quão fácil era cair ao mar, sobretudo de noite e durante as tempestades. Leiamos o que nos é narrado no jornal de bordo da nau *Rainha*, em 1558:

> Aos vinte e oito dias do dito mês [maio de 1558] [...] nos caíram dois moços ao mar e botámos o esquife fora e fomos em busca deles, e

quando chegámos com o esquife eram já mortos ambos; e um que era grumete, sobrinho do contramestre, que se chamava André e era de Colares quando chegámos era já no fundo; e o outro, que era sobrinho de um marinheiro que se chamava Marcos Fernandes, chamava-se Marcos e este achámos já morto em riba da água. [...] E assim aconteceu na nau *Rainha*, indo com bonança, nos caíram dois moços ao mar, que o maior podia ser de idade até 14 anos e o outro seria de 8 anos; os quais pelejavam por causa de uma amêndoa. E um apegado ao outro caíram, e deram com as cabeças que iam de proa, e logo deitaram o batel ao mar e foram à cata deles e já quando os queriam tomar foi-se o mais velho ao fundo e tomaram o mais pequeno e o trouxeram à nau, pensando que estaria vivo, e trazia na cabeça uma grande ferida que fizera na âncoras; e o padre capelão da própria nau o encomendou a Deus e o deitaram outra vez ao mar embrulhado num pano.

(Jornal de bordo e relação da nau *Rainha*)

De facto, os perigos espreitavam a cada esquina (ou melhor, a cada onda). Os dados são assustadores e levam-nos a pensar como havia gente com tanta coragem. Mas, sim, havia. E não apenas marinheiros, pois as mais das vezes as naus das carreiras regulares — como a carreira da Índia, de que a nau *Rainha* é exemplo — levavam viajantes em quantidades apreciáveis. Pela descrição é-nos lícito pensar que os dois mocitos que, por causa de uma mera amêndoa começaram a bulhar e acabaram no mar, não seriam membros da tripulação (embora os houvesse), mas apenas passageiros.

Na realidade, como adiante desenvolveremos, tudo a bordo contribuía para a precariedade da vida desta gente toda: alimentação, higiene, medicina... O que já em terra firme eram fatores propiciadores de doenças e de morte, o que não seria a bordo?

Esta ilha de Moçambique dizem os da terra que de 30 anos a esta parte se acharam por conto serem mortos acima de 30 mil homens das naus que aí vão ter [...] A este Moçambique chegou

> uma pequena embarcação da costa de Melinde, o qual deu por nova que a nau *Flamenga* invernara em Mombaça e que lhe eram mortos mais de 200 homens; e, na cópia desses 200, 30 homens marinheiros grumetes [...] que não havia marinheiros que metessem a vela dentro.
>
> (Roteiro da primeira viagem de Vasco da Gama)

Mas o que se podia esperar? Pois não se sabe que, dos 242 homens que, em 1519, compunham a tripulação da viagem de circum-navegação de Fernão de Magalhães, apenas 18 sobreviveram? E não se sabe também que do galeão *São João* (o navio do triste e célebre «naufrágio do Sepúlveda») só cerca de 25 pessoas sobreviveram das mais de 600 que iam a bordo?

FIGURA 3.1

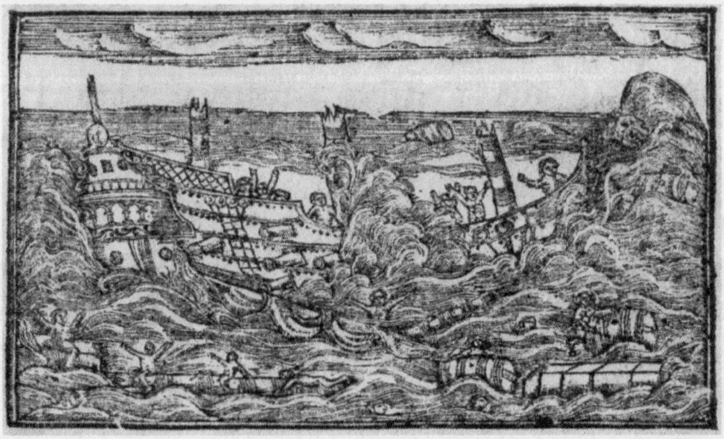

Gravura coeva (1552) do naufrágio do galeão *São João.*

Na realidade, os perigos eram diários, tendo como raiz as próprias condições a bordo. Como se viu, uma nau podia levar a bordo várias centenas de pessoas, entre tripulação e passageiros. Ao lado dos tripulantes (capitães, pilotos, sota-pilotos, marinheiros, grumetes, artesãos — de carpinteiros a calafates, de tanoeiros a escrivães —, soldados, meirinhos, alcaides, capelões) seguiam também os tais passageiros que iam em funções oficiais ou por simples razões particulares. A todos por igual ameaçava a morte.

> E assim fomos nossa rota por deante com toda a gente de saúde, salvo Pero Henriques Carneiro, parente do secretário, que ia doente de febres, e morreu a 11 dias de maio uma segunda feira à noite; e quando veio a terça, seria entre as nove e as dez horas do dia, quando o deitaram ao mar, com um pelouro atado aos pés para que o levasse ao fundo...
>
> (Jornal de bordo e relação da viagem da nau *Rainha*)

Contudo, podemo-nos questionar se a todos esses «civis» não seriam as coisas ainda mais difíceis que aos tripulantes, pois se estes estariam mais ou menos calejados e acostumados aos perigos e aos danos, aqueles, nem por isso. Por isso, não nos poderemos perguntar se para os passageiros que iam a bordo os atos comuns da vida, já de si perigosos em terra, não seriam ainda mais assustadores no alto mar?

> No próprio domingo à noite, a dez dias do dito mês de julho, às dez horas da noite, nos pariu na dita nau uma mulher de um tanoeiro que na própria nau ia para ficar na Índia, a qual de Lisboa vinha prenhe; e pariu uma filha, a qual, por lhe nascer no mar [...] determinou de lhe pôr nome de Marinha.
>
> (Jornal de bordo e relação da viagem da nau *Rainha*)

Ora, se em terra um parto já era o que era...
Vejamos então as condições médico-sanitárias a bordo.

3.2 A HIGIENE E A ALIMENTAÇÃO A BORDO

Uma nau podia levar centenas de pessoas, entre tripulação e passageiros. Navios maiores podiam levar mais de um milhar, transformando cada embarcação numa verdadeira vila flutuante. Ademais, há registos frequentes de passageiros clandestinos, apenas topados a meio da viagem. Nesses casos, era impossível retornar a um porto nacional para os desembarcar e era difícil «despejá-los» em qualquer outro local da viagem. Mas isso era precisamente o que os clandestinos queriam, e, entretanto, tinha de se partilhar com eles as já racionadas vitualhas.

Uma nau mediana levava cerca de setenta grumetes, sessenta marinheiros, trinta bombardeiros e várias centenas de passageiros, tudo gente que se acotovelava no navio durante os longos meses da viagem. Para se ter uma ideia, uma viagem de Lisboa a Goa nunca demoraria menos de seis meses, podendo a coisa arrastar-se por um ano se invernasse em algum lado. Serve isto para dar uma ideia das dificuldades, e de como a logística da viagem potenciava os problemas de higiene e de salubridade entre toda esta gente.

De facto, a esta multidão acresciam os animais vivos embarcados, animais esses que deveriam servir de sustento, mas que também davam o seu contributo para as más condições a bordo. Entretanto, os inevitáveis ratos e os insetos variados pululavam a bordo, como nos conta o navegador Pyrard de Laval (c. 1578–c. 1623):

> Uma espécie de animais semelhantes a besouros [...] e que ali [nos navios] há em grande quantidade, que atormentam e molestam grandemente a todos [...] e quando se matam entre as mãos, lançam o maior fedor do mundo. A nossa nau estava toda cheia deles e furam todos os cofres, pipas e outros vasos de pau; o que muitas vezes é causa de se derramar o vinho e água. Este bicho come também o biscoito e faz nele grande estrago...
>
> (Citado em António Lopes e Eduardo Frutuoso, ver bibliografia)

E se, por inesperado desatino do clima, o navio ficava imobilizado durante semanas, as condições agravavam-se, como nos relata em 1621 o padre Jerónimo Lobo, aquando da calmaria de mais de dois meses que imobilizou a nau *Conceição*:

> As chuvas eram as costumadas quentes, grosas e de má calidade porque caindo na carne faziam chaga e no fato de lã criava huns bichos brancos e nojentos.
>
> (Citado em António Lopes e Eduardo Frutuoso, ver bibliografia)

A juntar a tudo isto, que não era pouco, temos de somar os hábitos higiénicos das pessoas. Se em terra esses costumes nos podem parecer algo relaxados, no mar alto, a inércia, a preguiça e a falta de bom senso agravavam o panorama. Ouçamos de novo Pyrard de Laval:

> Estes navios são extremamente sujos e infectos, porque a maior parte da gente não toma o trabalho de ir acima para satisfazer as suas necessidades, o que em parte é causa de morrer ali tanta gente. Os espanhóis, franceses e italianos fazem o mesmo; mas os ingleses e holandeses são mui limpos e asseados.
>
> (Citado em António Lopes e Eduardo Frutuoso, ver bibliografia)

Os mais cínicos poderão pensar que o navegador e cronista francês está a desmerecer dos seus rivais ibéricos, por certo; contudo, não nos parece ser o caso, pois não só Laval inclui os seus compatriotas entre os «sujos», como exclui os ingleses e os holandeses, com quem a França tinha igual (ou até maior) concorrência.

Em abono de toda esta gente, podemos referir a grande escassez de água para as higienes. De facto, a que havia era racionada e alvo de todo o cuidado, pois era para ser consumida. Assim sendo, a água para limpezas era quase inexistente, podendo apenas os tripulantes e passageiros lavar-se decentemente numa paragem feita para embarcar alimentos frescos e para renovar a reserva de água.

A questão basilar da água leva-nos direitinhos à candente questão da alimentação a bordo...

Alimentar toda esta gente era, como se imagina, uma grandessíssima trabalheira, que recaía sobre os ombros dos despenseiros. Mais a mais, a logística daquele tempo, de tão precária, pouco ajudava. A conservação dos alimentos era, desde logo, o primeiro problema. Os processos de conservação resumiam-se à salga e ao fumeiro, o que limitava os produtos a transportar e a conservar. Vimos já como, no caso do escorbuto, a ausência de alimentos frescos — sobretudo os ricos em vitamina C — era uma ameaça à vida e à saúde de tripulantes e de passageiros. Então, o que se comia?

A base da alimentação era constituída por água, vinho, peixe salgado, carne salgada e biscoito. No século XVI, a ração diária para cada homem a bordo de uma caravela era constituída basicamente por 750 gramas de biscoito, 350 gramas de carne, 1,5 litro de vinho, 3 centilitros de azeite e 6 centilitros de vinagre. Nas centúrias de seiscentos e de setecentos, um navio com uma tripulação de 120 homens (o que nem era muito) levaria a bordo, para oito meses de viagem: 360 quintais de biscoito, 960 arrobas de carne de vaca, 200 dúzias de pescado (sobretudo sardinha, bacalhau e pescada), 46 pipas de vinho, 3 pipas de vinagre, 1 moio de sal, 55 cântaros de azeite, 93 pipas de água.

Outros alimentos comuns a bordo eram os cereais (para fazer pão a bordo), queijo, manteiga, frutos secos (como passas de uva, figos ou ameixas), mel, marmelada, açúcar, arroz, alhos e cebolas. Nas viagens de retorno, outros alimentos mais exóticos podiam complementar esta dieta, tendencialmente tão pobre e tão monótona. É o caso dos frutos, como aqueles mil cocos que em 1513 a nau *Nossa Senhora da Piedade* trouxe, número esse que foi superado pela nau *Santa Maria da Luz*, que no ano seguinte embarcou dois mil.

Mas estes quantitativos eram incertos. Por um lado, cada pessoa podia levar algumas vitualhas consigo, embora, tendo em conta a exiguidade do espaço, isso nem sempre fosse tão fácil. Por outro lado, havia o recurso à pesca, o que complementaria a dieta e daria um acréscimo de alimentação fresca. Porém, uma vez mais, esse recurso também não era tão simples como se podia supor, pois no mar alto a pesca acessível escasseava. Outra alternativa, já referida, consistia no transporte de animais vivos, principalmente galinhas, porcos, carneiros e até vacas. Um episódio ocorrido aquando da chegada de Pedro Álvares Cabral ao Brasil, em 1500, e relatado na célebre *Carta* de Pero Vaz de Caminha, narra essa bizarra cena, quando um grupo de tupis foi a bordo de uma das caravelas portuguesas...

> O Capitão [Pedro Álvares Cabral], quando eles vieram, estava sentado em uma cadeira, bem vestido, com um colar de ouro mui grande ao pescoço, e aos pés uma alcatifa por estrado. [...] Mostraram-lhes um papagaio pardo que o Capitão traz consigo; tomaram-no logo na mão e acenaram para a terra, como quem diz que os havia ali. Mostraram-lhes um carneiro: não fizeram caso. Mostraram-lhes uma galinha, quase tiveram medo dela: não lhe queriam pôr a mão; e depois a tomaram como que espantados. Deram-lhes ali de comer: pão e peixe cozido, confeitos, fartéis, mel e figos passados. Não quiseram comer quase nada daquilo; e, se alguma coisa provaram, logo a lançaram fora. Trouxeram-lhes vinho numa taça; mal lhe puseram a boca; não gostaram nada, nem quiseram mais. Trouxeram-lhes a água em uma albarrada. Não beberam. Mal a tomaram na boca, que lavaram, e logo a lançaram fora.

À parte os animais, também outros alimentos frescos podiam ser levados, como alguma fruta e alguns legumes. Mas é óbvio que também estes produtos, pouco comuns a bordo, deviam ser consumidos rapidamente para não se deteriorarem.

Como descreve o nosso já conhecido Laval, a distribuição da comida fazia-se sensivelmente da forma seguinte:

> [...] meia canada de vinho e outra de água. [...] Pão dá-se-lhes quanto podem comer. Enquanto aos outros mantimentos, como carnes salgadas, uma arroba por mês. Todo o resto lhes é dado na mesma proporção, como azeite, vinagre, sal, cebolas e peixe. Tudo isto se dá para um mês inteiro; mas o vinho e a água dão-se cada dia, e tudo perante o escrivão, que o lança em conta e pelo nome de cada pessoa. Se alguém não bebe vinho, pode vendê-lo a outros, ou guardá-lo e deixá-lo na mão do despenseiro, que lhe dá conta dele; e sendo chegados a Goa, ou a qualquer outra parte, podem tomar o vinho que lhes é devido, para fazer dele o que bem quiserem.
>
> (Citado em António Lopes e Eduardo Frutuoso, ver bibliografia)

Lugar de destaque na alimentação a bordo tinha o mítico biscoito, que consistia, basicamente, num pão de trigo de forma arredondada (como uma bolacha) que devia o seu nome ao facto de ser cozido duas vezes (do latim *biscoctus*, que quer dizer, precisamente, «cozido duas vezes»). Devido a tal processo de cozedura, o biscoito conservava-se bem, embora ficasse rijo e não fosse imune ao gorgulho. O biscoito era fabricado no Vale do Zebro (Barreiro) e em Lisboa. O grande complexo do Vale do Zebro tinha 27 fornos, a que se somavam armazéns, cais de embarque e um moinho de maré com oito moendas, o que lhe permitia fabricar grandes quantidades de biscoito. Em Lisboa, havia os fornos da Porta da Cruz, que se crê serem mais ou menos similares aos barreirenses. Ambos eram geridos diretamente pela coroa e asseguravam o fornecimento de biscoito às embarcações, se bem que, ocasionalmente, se pudesse recorrer à importação. Em finais da centúria de quatrocentos, com os Portugueses a chegarem à Índia e ao Brasil, a ração de biscoito por tripulante era 428 gramas por dia.

A única possibilidade séria de melhorar o regime alimentar a bordo era quando se faziam escalas em alguns portos ou quando se faziam as tão necessárias aguadas para recolher água limpa e, de caminho, buscar alguma coisa para compor a dieta. Se essas paragens não fossem possíveis, fosse por uma tempestade ter afastado o navio da rota fosse por uma calmaria excessiva ter imobilizado o navio, os problemas agudizavam-se. Por um lado, os géneros começavam a escassear; por outro lado, os alimentos iam-se degradando. A bem dizer, os alimentos — e a água — começavam-se a degradar a partir do momento em que o navio zarpasse... Daí a constante preocupação com as «aguadas» e as paragens durante a viagem. Voltemos a Pero Vaz de Caminha:

> E sexta pela manhã, às oito horas [...] fomos ao longo da costa, com os batéis e esquifes amarrados à popa na direção do norte, para ver se achávamos alguma abrigada e bom pouso, onde nos demorássemos, para tomar água e lenha. Não que nos minguasse, mas por aqui nos acertarmos. [...] Então se começaram de chegar muitos. Entravam pela beira do mar para os batéis, até que mais não podiam; traziam cabaços de água, e tomavam alguns barris que nós levávamos: enchiam-nos de água e traziam-nos aos batéis. [...] Saíram três ou quatro homens nossos dos batéis, e encheram não sei quantos barris de água que nós levávamos e tornámo-nos às naus [...] À segunda-feira, depois de comer, saímos todos em terra a tomar água. [...] À quinta-feira, derradeiro de abril, comemos logo, quase pela manhã, e fomos em terra por mais lenha e água...

Enfim, como se vê, as condições de alimentação a bordo não eram propriamente uma ucharia... Dieta débil e monótona, com graves carências alimentares e amiúde insuficiente, eis o que esperava as gentes que metiam os pés a bordo. Ademais, como já vimos, as possibilidades de reabastecimento em terra nunca estavam totalmente asseguradas, dependendo dos incidentes da jornada e da clemência do clima.

Contudo, outros problemas havia que podiam tornar a questão da alimentação a bordo um verdadeiro inferno. Comecemos pela qualidade dos produtos. As viagens eram, amiúde, um investimento feito por um ou por vários investidores. E como em qualquer investimento, o investidor tentava poupar nos custos e maximizar os proveitos. Isto podia passar, claro — e como o caro leitor já percebeu —, pela qualidade e quantidade dos mantimentos. A célebre cena do filme clássico *O Couraçado Potemkine* (Sergei Eisenstein, 1925), na qual um oficial não vê (ou finge não ver) os vermes passeando-se nas peças de carne que vão a bordo, poderá ser antecipada uns séculos, a fazer fé em variados testemunhos.

No livro *A Arte de Furtar* (1652), atribuído ao jesuíta Manuel da Costa (1601–1667), o autor diz-nos:

> Seja o primeiro do que cada dia vemos em provimentos das naus da Índia, e de galeões e navios que manda El-Rei Nosso Senhor ao Brasil, Angola e outras partes: provêm de chacinas* podres, bacalhau corrupto, biscoito mascavado, vinho azedo, azeite borra, porque acham tudo isto assim mais barato na compra. Mas sai-lhes mais caro no efeito, porque adoecem todos os passageiros, morre a metade, malogra-se a viagem, perde-se tudo porque foram providos com unhas de fome e por pouparem no que se furta, fizeram com que o barato saísse caro a todos.
>
> Segundo exemplo. Seja o que sucede nas armadas: manda-as Sua Majestade prover para três meses com liberalidade real; encolhem os provedores as mãos para encher os bolsos e dão provimento para três semanas. Eis que na segunda semana já falta a água e na terceira já não há pão. Torna-se a regressar sem cumprir ao que iam e por milagre chegam com vida.
>
> (*Carne bovina ou suína curada e salgada.)

Outro crime relacionado com os abastecimentos tinha que ver com a corrupção. Em 1527, na nau *Santiago*, muita gente se finou por falta de água. Isto ocorreu porque o mestre e o contramestre tinham embarcado mais pipas de vinho do que de água, para fazerem negociatas clandestinas.

Em resumo, os investidores e os fornecedores — e por vezes, os oficiais a bordo —, ceguinhos pela ganância, abasteciam os navios com produtos estragados e em menos quantidade do que o necessário. Com isso, a doença e a fome alastravam a bordo, morria grande parte da tripulação e a viagem fracassava. Um caso gritante não só de ganância, mas também da mais grosseira estupidez que, claro, contra eles mesmos se voltava.

Essa escassez podia ainda ser agravada por um outro motivo: os passageiros clandestinos. Sim, é verdade, os célebres clandestinos que tantas vezes vemos nos filmes e que referimos atrás. Embarcados à sorrelfa, eram companhia indesejável que ocuparia espaço e consumiria géneros, com a consequente escassez prematura da comida e da água.

Porém, mesmo que os bens alimentares fossem bastantes e de boa qualidade, mesmo que não houvesse passageiros clandestinos e a tripulação fosse cuidadosa e cumpridora, os problemas surgiriam sempre. De facto, uma outra questão tinha que ver com a manutenção e acondicionamento dos produtos num espaço apertadinho e onde cada palmo contava. Com o tempo quente, com a humidade, com a rataria e demais bicheza avulsa que cirandava por todo o lado, com a acumulação de detritos e porcarias avulsas, com a falta de arejamento, com a sujidade crónica, com a falta de água para limpezas, fácil é supor que os produtos se deterioravam depressa.

> Os barris, mesmo os mais bem construídos, com os balanços acabam por derramar. Como não havia retretes, os hábitos de higiene da altura não impediam que, por vezes, se urinasse no porão. Quando a água acumulada no fundo não cheirava mal, era mau sinal, porque o navio deixava entrar água do mar. O ambiente húmido e malcheiroso acelerava a deterioração dos abastecimentos que ali se guardavam. Os alimentos embarcados em Portugal à base de pão, biscoito, carne salgada e peixe seco, azeite, mel e frutos secos, depressa se estragavam e criavam vermes neste ambiente

> quente e húmido. Acresce que os ratos e as baratas sempre foram hóspedes indesejáveis a bordo dos navios em todos os tempos. A água doce em barris de madeira era um bem precioso que tinha de se poupar e racionar. Após algumas semanas, sobretudo em climas quentes, criava mau cheiro e mau aspeto.
>
> (Em António Cardoso, ver bibliografia)

Outro problema relacionava-se com a confeção destes alimentos. Como os cozinhar em tão débeis condições? Sendo os alimentos distribuídos crus, era preciso fazer lume (lembre-se como os marujos de Cabral iam a terra à cata de água, alimentos e… lenha). Ora, fazer lume a bordo era potencialmente perigoso.

Os fogões eram poucos — normalmente não mais de dois ou três —, compostos por caixas de madeira com areia, e que eram colocadas na coberta. Posteriormente, passaram a situar-se no convés, com o ferro a substituir a madeira. Usava-se o carvão ou a lenha, que ardiam sobre a areia ou, eventualmente, sobre a terra dos caixotes. Tendo em conta que seguiam a bordo centenas de pessoas, não custa imaginar a bulha pelos escassos fogões, as filas intermináveis, as horas perdidas num ambiente fechado onde ardiam brasas (exceto se o tempo permitisse a confeção ao ar livre) e os potenciais acidentes com o fogo. Leve-se em conta que estamos dentro de uma embarcação, sempre sujeita aos baldões e aos balanços do mar, para não falar dos descuidos das pessoas.

Uma forma de ultrapassar os problemas de alimentação a bordo seria os passageiros levarem os seus próprios víveres, o que os tornava menos dependentes da despensa de bordo e que ainda lhes permitia, se tivessem jeito para a coisa, amealhar uns trocos com a venda de produtos. De facto, o cambalacho e o comércio (nem sempre lícito de comida) não era incomum…

Fome? Claro que podia haver. Se as circunstâncias fossem muito más, a fome e, sobretudo, a sede ameaçariam esta gente. Pense-se numa caravela parada no mar, ou pense-se numa nau que uma tempestade tivesse afastado do rumo certo, para se imaginar facilmente os perigos da fome e da sede.

Um belíssimo poema do nosso romanceiro tradicional conta a história de uma nau onde a fome era tanta que até se pensou em comer o capitão, depois de todas as solas de couro terem sido cozidas e degustadas. Esse belo poema intitula-se *A Nau Catrineta*, de que aqui trazemos um breve excerto...

> Lá vem a Nau Catrineta,/que tem muito que contar!/Ouvide, agora, senhores, Uma história de pasmar./Passava mais de ano e dia,/que iam na volta do mar./Já não tinham que comer, nem tão pouco que manjar./Já mataram o seu galo,/que tinham para cantar./Já mataram o seu cão,/que tinham para ladrar./Já não tinham que comer, nem tão pouco que manjar./Deitaram sola de molho,/para o outro dia jantar./Mas a sola era tão rija,/que a não puderam tragar./Deitaram sortes ao fundo,/qual se havia de matar./Logo a sorte foi cair/no capitão general/— Sobe, sobe, marujinho,/àquele mastro real,/vê se vês terras de Espanha,/ou praias de Portugal./— Não vejo terras de Espanha,/nem praias de Portugal./Vejo sete espadas nuas,/que estão para te matar.
>
> Nota: há várias versões do poema, cuja versão mais comum foi incluída por Almeida Garrett no seu *Romanceiro*. Em todas as versões, a fome a bordo é relatada nestes tons trágicos, e em todas o capitão se safa...

A Nau Catrineta não inventa nem exagera uma realidade. Aliás, este poema é inspirado num facto: a conturbada viagem da nau *Santo António*, que, em 1565, navegou de Olinda a Lisboa.

Narra-nos o cronista Gaspar Correia (1492–c.1561), nas suas *Lendas da Índia*, que nas armadas da Índia situações houve em que os marinheiros tinham tanta fome que coziam os couros das arcas e que, outrossim, os ratos que iam a bordo eram pitéu disputado, não escapando um que fosse.

De uma outra vez, em 1647, alguns marinheiros, desesperados, comeram uma carta náutica, tendo perecido envenenados pela tinta. De igual modo se lutava por um gafanhoto, chegando a registar-se casos — raros — de canibalismo. *A Nau Catrineta* não é só um belo poema, é também um magnífico testemunho transmitido oralmente e preservado do fundo dos tempos...

Contudo, havia um perigo ainda mais tenebroso que a fome, perigo esse que o caro leitor já deduziu. Sim, a sede. Na *Relação do naufrágio da nau Santiago*, relato inserido na *História Trágico-Marítima*...

> O que mais molestava os marinheiros era a sede. Com essa doideira, gritando sempre por água, se lançaram ao mar um soldado e um chinês, mas foram logo tomados. À terça-feira voltou o chinês a atirar-se ao mar gritando por água, e afogou-se sem lhe poderem valer. Na tarde do mesmo dia se tornou o soldado a lançar ao mar com a mesma mania da água, e querendo-se-lhe acudir fugia de tal maneira da jangada que não o puderam tomar. Ao dia seguinte, se lançou Estevão, um mulato, com a mesma sede de água e também se afogou.

E além dos que, ensandecidos, se jorravam ao mar, temos ainda casos de marinheiros que, em grande aflição, bebiam a sua urina e a água do mar, com os resultados dramáticos que daí advieram.

3.3 SAÚDE E MEDICINA A BORDO

É evidente que, com estas condições de higiene e de alimentação, a saúde a bordo era muito periclitante, com os inevitáveis reflexos na prática da marinharia e no próprio moral das gentes que iam nas embarcações. O piloto e cartógrafo quinhentista Gaspar Ferreira Reimão lança luz sobre este problema:

> Não há uma pessoa nesta nau que apareça de noite, porque os que estão em pe ficarão tão cortados das doenças que não tem força pera pegar em hum cabo [...], e não há oito marinheiros em pé e quatro ou cinco grumetes, e todos estes foram doentes e andam fracos...

Porém, seria simplista atribuir essas doenças exclusivamente às más condições de vida a bordo. Na verdade, o microcosmo que era um navio apenas replicava (e agravava, claro) o macrocosmo que era o reino e o demais continente, em termos sanitários. A verdade é que muitas pessoas já embarcavam doentes, pois muitos eram filados à força para colmatar faltas de pessoal. Muitos destes eram gente pouco recomendável, incluindo presos da cadeia do Tronco ou do Limoeiro, vadios, vagabundos e mendigos... Tudo era levado a trouxe-mouxe para bordo sem qualquer inspeção médica, levando consigo as maleitas que em terra os azucrinavam.

Uma vez embarcada, toda esta malta começava logo a sentir os efeitos do primeiro problema médico a bordo: os enjoos.

> É este mal do enjoo de excessiva molestia e aflição e às vezes com perigo da vida, nem tem outro remedio mais que a paciencia, nem parece que há outro tão veemente e que assi prostra qualquer robusta compleição. [...] Já aconteceu morrer alguns desta doença somente e a outros durar-lhe toda a viagem até à India...

Foi o testemunho, no século XVI, do missionário Jerónimo Lobo, que pela Índia cirandou.

Uma vez vencido o mal do enjoo — embora Lobo garanta que tal nem sempre sucedia — vinham então as doenças características destas viagens, a começar pelo escorbuto, de que atrás falámos. Indicam os historiadores que o escorbuto começava geralmente a manifestar-se por altura da costa da Guiné, o que terá que ver com o tempo transcorrido até aí. Como se sabe, não havia cura.

Claro que a tudo isto não era estranha, como já se referiu, a degradação dos alimentos: o vinho azedava; a água estragava-se passando a ter um fedor insuportável e um péssimo sabor; a manteiga, o mel, as compotas e o azeite ferviam; e as carnes secas e o biscoito ganhavam bichos. Tudo isto era acelerado pela subida das temperaturas, daí que a aproximação da costa guineense fosse tão propícia às doenças. Altas temperaturas e degradação de géneros eram, pois, uma associação fatal. Problemas intestinais e pulmonares, bem como o então chamado *Mal da Holanda* (febre tifoide) surgiam com assiduidade, associando-se ao escorbuto. Como se tudo isto não chegasse, havia ainda a famosa e tenebrosa peste, tantas vezes espalhada por alguém que a trouxera de terra. Se num meio aberto, como uma vila ou cidade, a peste era tão temível e mortal, imagine-se num meio fechado, como um navio.

Mas o leque de maleitas que podia afetar esta gente não terminava aqui. Havia a sarna, tal como havia toda a sorte de doenças dermatológicas (e não só) derivadas da proliferação de insetos; havia infeções bizarras, como aquele «mal de olhos» que dizimou grande parte da tripulação e passageiros da nau *Esfera* em 1548, e da qual só uma dezena de pessoas escapou com vida. Havia as insolações, tão comuns durante as longas paragens em áreas quentes e tão agravadas pela falta de água, o que podia causar desorientação em alguns, que, no seu delírio, se lançavam ao mar. Havia também o frio extremo sentido em alguns locais, como o cabo da Boa Esperança. Amiúde, as embarcações metiam água, que tinha de ser baldeada para fora à força de braços; ora nesses mares muito frios a água era, necessariamente, gélida, com os efeitos físicos que se adivinham. Assim morreu, em 1663, o principal calafate do capitão Joseph Cabreira, todo inchado por causa da frialdade que apanhou nesse processo de tirar a água do seu navio. Como nos diz o infatigável Laval:

> Quando estivemos na altura do Cabo fazia o maior frio do mundo, com muitas neves, gelos, nevoeiros espessos, que nos deram insuportável fadiga, tanto mais que [...] não tínhamos outro vestido senão de algodão ou de seda mui leve, sem outra coisa

> alguma que nos pudesse agasalhar do frio ou da chuva e das ondas […]. Aqui padecemos também de menos sede por causa do grande frio e porque a água ao beber-se gelava quási a boca e dentes, o que nos fez durar mais a nossa água.
>
> (Citado em António Lopes e Eduardo Frutuoso, ver bibliografia)

Os tratamentos para todas estas maleitas eram, na maioria dos casos, o que se supõe: ineficazes. Com sorte, alguns tripulantes e passageiros podiam aguentar-se até serem transferidos a meio da viagem, e ficarem uns dias nos hospitais de apoio que ao longo do caminho existiriam, como os hospitais da ilha de Santa Helena, de Moçambique, de Melinde ou de Goa (sobre este, falaremos adiante). A bem dizer, será excessivo designarmo-los como «hospitais», já que muitas vezes pouco mais eram que quatro paredes e um teto. O hospital de apoio de Moçambique — até ser restaurado no início do século XVI — nem camas tinha. Em contrapartida, as galinhas ocupavam-lhe grande parte do espaço. Já em Santa Helena (onde portugueses e holandeses deixavam os seus marujos doentes), os pacientes limitavam-se a ficar acamados numas casinhas avulsas, alimentados com a carne e o peixe da ilha. Curiosamente, o mero facto de abandonarem os navios, de terem banhos de água limpa e de comerem comida decente contribuía para uma efetiva recuperação da maioria. Enfim, «curiosamente», é como quem diz…

Nem todos tinham a sorte de ir para esses hospitais (chamemos-lhes assim à falta de melhor termo). Para os que permaneciam a bordo, os físicos aplicavam-lhes diligentemente os mais apurados tratamentos do tempo: sangrias, purgas e clisteres. Fiéis à ideia de repor os humores e expulsar os fluidos malsãos, os profissionais sangravam-nos, purgavam-nos, colocavam ventosas e afins. Como conta o nosso já conhecido padre Jerónimo Lobo, em 1621:

> Foi Deus servido que obedeceu aos remédios, em especial ao de umas ventozas sarjadas, efficaz e universal, a fim de aliviar a cabeça do sangue que a ela sobe com a força da febre, pera o que

> despois de algumas sangrias, como em breve toma o mal grande força, acode-se-lhe ao quarto ou quinto dias com as ventozas, logo com pedra bazar*, o efeito da qual é fazer suar. Mas se com isso o mal não abranda convem acudir com uma sangria na testa pera evitar os frenesis per rezão do sangue que vai à cabeça.
>
> (*Bezoar.)

Também o nosso conhecido Gaspar Ferreira Reimão nos relata uma viagem ocorrida em 1597, na qual:

> Morreu o sota piloto que muito sentimos por ser bom companheiro, de grande febre que lhe deu, sangrando 12 vezes e se lhe acabou o sangue...

Registe-se ainda a surpresa do cronista quando mais adiante escreve que, após ser sangrado doze vezes, o sota-piloto morreu sem pinga de sangue... Foi uma viagem, de resto, propícia aos sangradores, já que a meio do percurso havia pessoas que já tinham sido sangradas vinte vezes (e cada sangria correspondia ao triplo das sangrias de Portugal, segundo Reimão).

Igual sorte teve o governador da Índia André Furtado de Mendonça, que em 1621, na viagem de regresso a Lisboa, morreu da cura:

> Foi Deus servido de levar para si o governador André Furtado às 9 horas e meia do dia, morreu de uma purga que tomou fazendo camaras de sangue [melenas], e vindo doente despois que a tomou nunca teve uma hora de saúde antes foi para pior e fazia muitas camaras de sangue de modo que disto acabou [...] abriram-no e acharam o coração negro e os fígados duros. E as tripas inchadas, não sabemos, o que o atribuamos. Uns dizem que era peçonha mas eu não sei o que era...
>
> (Citado em António Lopes e Eduardo Frutuoso, ver bibliografia)

Outro tratamento, usado para o escorbuto, consistia em arrancar os dentes e as partes podres das gengivas com «ferros». Ora, tudo isto nos leva diretamente à questão do pessoal médico que ia a bordo, bem como das boticas que os serviam...

Formalmente, as naus deviam ter pelo menos um físico, um boticário e uma botica bem fornida de ervinhas, instrumentos, unguentos e poções para os tratamentos. Contudo, nem sempre o médico estava presente, e a própria botica podia sofrer descaminho. À falta de físico, havia o barbeiro e até o capelão, pois convenhamos que para aplicar unguentos, arrancar dentes podres a ferros e até para aplicar sangrias estes dois dariam conta do recado. Aliás, sabemos que, muitas vezes, as sangrias a bordo eram feitas pelos próprios tripulantes, que aproveitavam para assim amealhar mais uns trocados.

Mas em que consistia uma botica de um navio do tempo dos Descobrimentos? Materialmente, era composta por um conjunto de caixas de madeira ou de metal, de tamanho variado, nas quais se guardavam os produtos a aplicar.

FIGURA 3.2

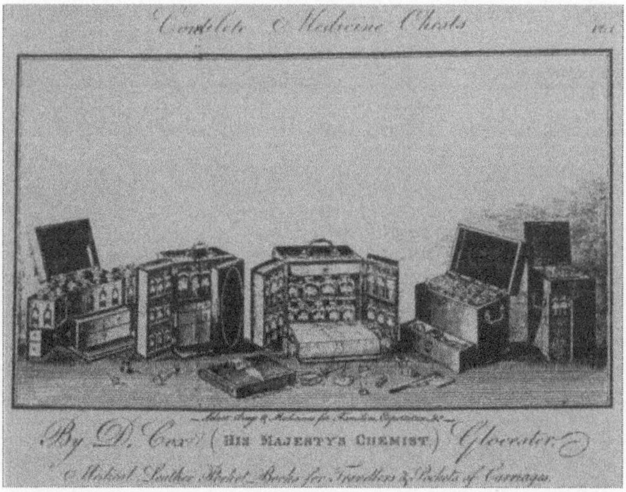

Caixa de um boticário naval inglês do final do século XVIII.

Genericamente, esses produtos eram os diaforéticos (sudoríficos) — que ao tempo se chamavam de «suadoiros» —, os diuréticos, os purgantes e os clisteres. Depois havia os cordiais, as tisanas e as ameijoadas (água em que amêijoas haviam sido deixadas de molho), dadas ao paciente após a terapia ter tido efeito, serviam para «ajudar» na recuperação. A isto somavam-se os instrumentos cirúrgicos e os produtos para a higiene, como os trapos e os ovos para fazer as «estopadas» (pensos ou ligaduras).

Aqui chegados, convirá arrolar os produtos que compunham uma botica de bordo. Embora a mais antiga referência seja de 1519, relativa nada mais nada menos que à viagem de circum-navegação de Fernão de Magalhães, e embora saibamos que, no dealbar do século XVI, a estopa e o mel eram produtos indispensáveis, apenas para a segunda metade do século XVI temos um rol completo da constituição de uma botica de uma nau da carreira das Índias:

- Quatro arráteis de mel rosado coado;
- Seis canadas de água de almeirões (chicória amarga);
- Seis canadas de água de língua de vaca (planta herbácea tintoriais ou buglossa);
- Duas canadas de água de boca danada (?);
- Duas canadas de água de lião franco (ouro-pimento, verdete, vinho branco, água rosada e água de tanchagem);
- Quatro arráteis de unguento amarelo (resina de pinho, azeite e cera);
- Quatro arráteis de unguento basilicão (pez negro, resina, cera amarela, azeite e sebo de vaca);
- Quatro arráteis de unguento encarnativo (?);
- Três arráteis de unguento branco (óleo rosado, alvaiade, cera branca);
- Quatro arráteis de unguento *apostolorum* (cera amarela, resina, terebentina, goma amoníaco, fezes de ouro, incenso, bedélio, aristolóquia, mirra, gálbano, opopónaco, verdete e azeite);

- Quatro arráteis de unguento totia (óxido de zinco, óleo rosado, sumo de bagas de uva moura, cera branca, alvaiade, chumbo queimado e incenso);
- Dois arráteis de unguento dialter (raiz de alteia, semente de linhaça, cila, terebintina, cera, goma de hera e azeite);
- Dois arráteis de pós restativos (raiz de bistorta, pedra hematiste, bolo arménio, rosas vermelhas, cascas de romãs, murtinhos, balaústrias, maçãs de cipreste, mirra e sangue de drago);
- Quatro arráteis de terebintina;
- Quatro arráteis de unguento rosado (manteiga de porco, rosas vermelhas, sumo de rosas e óleo de amêndoas doces);
- Meio arrátel de pó de Joannes de Vigo (óxido vermelho de mercúrio);
- Três canadas de óleo de murtinhos (murtinhos e azeite);
- Dois arráteis de diapalma (cozimento de ramos tenros e palma, fezes de ouro, azeite, enxúndia de porco e caparrosa vermelha);
- Dois arráteis de diaquilão (fezes de ouro, azeite, mucilagem de sementes de zaragatoa, mucilagem de meimendro, mucilagem de linho e mucilagem de raiz de malvaísco);
- Meio arrátel de pedra hume (mineral alúmen de potássio).

Este rol é para uma nau com cem pessoas. Para uma daquelas grandes naus com meio milhar ou mais, a botica cresceria em proporção, naturalmente.

Como eram usados estes produtos? Partindo do princípio de que a bordo seguia um físico e/ou um boticário, partindo do princípio de que os produtos não tinham sofrido descaminho ou degradação, será curioso escutar o testemunho de um tal Henrique Dias, que em 1660 seguiu para a Índia para ocupar o cargo de boticário da Misericórdia de Goa.

> [Um mês após a partida de Lisboa para Goa, já havia a bordo] duas dúzias de doentes de febres, e alguns de inchações; e as febres eram tão rijas que, em dando à pessoa, a desatinavam, de maneira

> que fazia doidices e desatinos, uns muito de rir, e outros de muita lástima e para chorar; e assim houve muitos que com a frenesia se iam deitar no mar, se os não contivessem e ataram uns aos outros. Era cousa lastimosa e de compaixão, ver os pobres soldados sangrados quatro e cinco vezes, deitados no convés da nau ao sol à chuva — que quase nenhum dia, desta paragem deixámos de ter contínuas trovoadas — e para ser em nau, foram estes primeiros tão bem curados, e com tanta diligência e caridade — porque havia na nau com quê e quem lho fizesse — que não sei bem — tirando o enfadamento do mar e mau agasalho — se o foram melhor em terra. [Foram os doentes sarados com] clisteres comuns e de ameijoada, com muitos linimentos e esfregações, gargarejos e pitiniar* e defensivos, xaropados e purgados os mais.
>
> (*Significado obscuro. Carlos Silveira e Maria Cristina Silveira sugerem ser um sinónimo de fumigações ou uma papa à base de cevada e açúcar ou xarope.)

Tudo o que acabámos de constatar era o que estava regulamentado. Era um rol destes (ou parecido) que deveria seguir em cada nau; era um boticário como este Henrique Dias (e/ou um físico) que deveria ir a bordo. Mas uma frase deste derradeiro texto deixou-nos com a pulga atrás da orelha. Diz o boticário que os doentes foram sarados «porque havia na nau com quê e quem lho fizesse». Isto deixa implícita a desconfiança que nem sempre era assim. E não era, de facto.

Antes de mais, e como lá atrás já dissemos, nem sempre iam profissionais de medicina a bordo. Nem boticário nem médico. Com sorte, arranjar-se-ia um barbeiro. E não estamos a falar, necessariamente, de naus comerciais, fretadas por privados que pensam mais no lucro do que noutra coisa; em 1549, quando o primeiro governador do Brasil — Tomé de Sousa — chegou a terras brasileiras, nenhuma das seis naus da frota tinha médico... O nosso conhecido Laval descreve o tratamento que recebeu a bordo de uma galé portuguesa da carreira da Índia:

> Fiquei como morto sem poder falar, mas lançaram-me muita água para me fazer recuperar os sentidos. Não trazem estes navios cirurgião, mas só algum reles barbeiro, que não sabe mais do que sangrar e medicar alguma leve ferida. Fui prontamente sangrado e puseram-me não sei que cataplasma nas costas, que incharam de um modo assombroso.
>
> (Em Gonçalves Ferreira, ver bibliografia)

Quais as razões para não seguirem a bordo os profissionais necessários ou as boticas previstas? No primeiro caso, a resposta é simples: falta de verba (sim, é mal antigo). Se não, veja-se este caso... Em 1610, o comandante da armada que partia para a Índia, o capitão-mor Luís Mendes de Vasconcelos, faz uma consulta para que lhe sejam dados os «médicos para irem e virem nas naus para curarem os enfermos». A resposta veio do Conselho da Fazenda e foi taxativa: a Fazenda Real não estava em condições de enfrentar novas despesas, e que, sem abrir os cordões à bolsa, não se arranjavam físicos para a viagem... Quando muito, arranjar-se-iam barbeiros, mas tal seleção e tarefa competia ao Provedor da Casa da Índia. Assim, o Conselho da Fazenda determinou (atente-se na frase seguinte — adaptada) que «as naus continuariam a seguir sem médicos, salvo casos especiais». Por outras palavras, contratar médicos de bordo era caro e a fazenda real não se podia dar a tais luxos.

E em relação às boticas, cuja falta total ou parcial também parece ser problema não tão raro como isso? Que razões havia para tais carências?

Por um lado, havia, com frequência, uma poupança por parte dos investidores. Afinal, se eram capazes de poupar nos víveres, porque seriam mais sensatos em relação às boticas? Decerto que a falta de alimentos e de medicamentos (por inúteis que fossem) apenas abria as portas ao falhanço da empresa. Mas sabe-se como a ganância e a obsessão com o lucro conduzem sempre à desgraça. Uma mistura desgraçada e mortal.

E por falar em ganância, uma outra explicação para a carência nas boticas tinha que ver com o descaminho, que vinha, pasme-se, dos próprios comandantes das naus, esses mesmos a quem competia cuidar das gentes que iam a bordo das suas embarcações. Aliás, já vimos isso em relação aos alimentos. Em setembro de 1530, o frade dominicano castelhano Vicente Laguna, viajante usual da carreira da Índia, redige uma missiva ao monarca, na qual afirma que...

> Os capitães das naus, assim que entram nelas, tomam as coisas da botica e as coisas que Vossa Alteza manda dar para os doentes, e gastam-nas à sua mesa, não há como remediar [esses doentes] que assim morrem desamparados...

Esta realidade pode parecer-nos bizarra. Por que razão iria o capitão de uma nau arrebatar os produtos da botica para a sua mesa? Bom, tendo em conta que muitos desses produtos eram de origem vegetal e alimentar, até se percebe. A custo, mas percebe-se...

Já no século seguinte, escrevia sobre este mesmo problema um navegante anónimo:

> Qual é a razão por que nenhuma nau nem galeão nosso, ou vá de viagem ou de armada, nunca leva boticas nem medicamentos comuns para as febres da Linha, nem para as feridas de uma batalha, nem para o mal de Loanda, nem para nada? Uma de duas, ou é ignorância ou escasseza...
>
> (Citado por Carlos Silveira e Maria Cristina Silveira, ver bibliografia)

Tudo isto é ainda confirmado no capítulo XLI do clássico seiscentista *A Arte de Furtar*:

> Muita vantagem nos fazem os estrangeiros em cujos navios vemos boticas para curar doentes e feridos; e nós escassamente levamos um barbeiro, nem um ovo para uma estopada.

> Nota: uma «estopada» era um remédio que se fazia embebendo um pano de estopa em gema de ovo e colocando sobre a zona afetada.

Só no século XVIII, com o Império Português em franca retração, é que se tentou algo que se parecesse com uma reforma assistencial naval. Foi seu proponente o físico de bordo Baltazar Chaves, cujo plano assentava na imposição dos pontos seguintes: abundante água; mantimentos em quantidade, sãos e devidamente armazenados; lotação do navio comportável com a sua tonelagem; exame médico prévio a marinheiros e viajantes; botica bem provida; colchões em suficiente número; escalas frequentes para reforço de água e mantimentos.

Um plano que assentava no mero e mais elementar bom senso! Espanta como foi preciso decorrer tanto tempo para alguém concluir o óbvio.

Não sabemos da efetiva aplicação deste plano; a ganância humana é muito resiliente. De qualquer das maneiras, como dirão os anglo-saxões, foi *too little too late*. Os tempos áureos das grandes navegações portuguesas já lá iam.

3.4 DESCOBRIMENTOS E MEDICINA: O QUE TROUXEMOS E O QUE DEMOS

Na primeira metade do século XVI, o poeta Sá de Miranda escreveu um dos mais célebres poemas da lírica portuguesa: *A António Pereira, Senhor de Basto, quando se partiu para a Corte co'a casa toda.* Aqui trazemos um excerto.

> Como eu vi correr pardaus/Por Cabeceiras de Basto,/Crescerem cercas e o gasto,/Vi, por caminhos tão maus,/Tal trilha e tamanho rasto,/Logo os meus olhos ergui/À casa antiga e à torre,/E disse comigo assi:/Se Deus nos não vale aqui,/Perigoso imigo

> corre./Não me temo de Castela,/Donde inda guerra não soa,/Mas temo-me de Lisboa/Que, ao cheiro desta canela,/O Reino nos despovoa./[...] Pelos tempestuosos mares/A grão perigo buscadas./Convites de quem convida!/Amostram-vos suas tendas:/Quanta cousa i é perdida!/Ceias imigas da vida,/Imigas más das fazendas!/Disto o cheiro, disto a cor,/Que preço não tem igual:/Milagres de Portugal!/— Cousas de tanto sabor/para saberem tão mal!

Ao tempo, Sá de Miranda residia apartado da corte, preferindo a pacatez das ancianas aldeias ao requintado bulício do paço e da capital, por onde cirandavam mercadores a esmo, fidalgos em barda e especiarias aos montes.

Ainda nesse tempo, o pardau era uma moeda da Índia portuguesa, de ouro ou prata, que o poeta viu, estupefacto, «correr» em Cabeceiras de Basto, como se o Tâmega desaguasse no oceano Índico. Tal terá levado o poeta a interrogar-se sobre as consequências da Expansão portuguesa na sociedade e na economia nacionais. Pessimista, escreveu então a António Pereira — senhor de Basto — uma carta em forma de poema onde coloca as suas interrogações e receios. Receava o abandono dos campos, das aldeias e até do reino, a decadência do património, o desvario do lucro fácil, o comércio enganador e a embriaguez de uma prosperidade ilusória. Enfim, Sá de Miranda receava a ganância, esse eterno pecado capital. E que comércio era esse que estontecia as mentes de todos, da cidade grande às aldeias humildes? Era o comércio das especiarias.

O reino, e Lisboa em particular, enchia-se de canela (e mais ervas, drogas e «sabores»), que os navios de Portugal iam buscar a todo o lado, sobretudo ao Oriente, mas não só. Um sopro de aparente riqueza perpassou pelo reino. Deu forte, mas acabou por passar — como os ventos malsãos e as chuvas de verão. Ficou o que se sabe... Ainda hoje, Cabeceiras de Basto perde população com regularidade a cada dez anos, como, de resto, quase todo o interior, de nada valendo os apelos dos nossos esforçados governantes para que as gentes se fixem nesse interior, os mesmos governantes que, aliás, aí vão fechando escolas, centros de saúde, tribunais, maternidades, estações de correio e muitos outros serviços (ficando, contudo, as portagens, que antes não tinham custos para o utilizador).

Deixemos este desabafo e retornemos às especiarias. Sim, um vento bufou por todo o reino. Vinha aí a riqueza em forma de planta ou de pozinho, de vagem ou de bolbo, como tão bem descreveu, mais ou menos na mesma época, Damião de Góis, referindo-se à Casa da Índia, em Lisboa:

> Da Índia Oriental e Cataio vem de pimenta cada ano trinta e quarenta vezes cem mil arráteis; em Lisboa vendem-se cem arráteis por trinta e quatro ducados, rendendo pois um mínimo de doze, treze ou catorze centenas de milhar de ducados [e mais chegam a Lisboa] gengibre, moscadeira e suas flores, cânfora, gariófilo, ruibarbo, mirobalano [noz aromática] de toda a sorte, caneleira, tamareiro da Índia ou tamarindeiro e toda a variedade de perfumes, aloés, sândalo vermelho e branco, laca, ébano, pedras preciosas de toda a espécie, pérolas, vasos de oiro e prata, admiravelmente trabalhados, panos de seda e oiro, de algodão, seda, bálsamo, laserpício, vulgarmente chamado belzoi, âmbar-gris, como lhe chamam, nozes da Índia [...], importando-se ainda muitas outras coisas, que para não sermos demasiado longos, omitimos.
>
> (Damião de Góis, «Descrição da Hespanha»)

Ora um dos aspetos que aqui mais nos interessa, neste afluxo prodigioso de especiarias, ervas e sabores, é o seu contributo para a medicina do tempo. Interessam-nos, enfim, as «drogas». Na realidade, muitas delas tiveram uso medicinal, contribuindo para a arte médica do tempo. Um contributo que, à luz dos nossos atuais conhecimentos científicos, foi modesto. Os seus efeitos terapêuticos eram — e são —, de facto, escassos. Contudo, no tempo da Expansão, alargou-se o conhecimento desse maravilhoso mundo botânico e natural. Os Portugueses trouxeram (e contribuíram para que se trouxesse) para a Europa um rol de ervas que influenciaram a gastronomia e a medicina. E embora, como se disse, a real eficácia dessas «drogas» na saúde e na higiene fosse/seja muito relativa, calha aqui bem constatar a forma como tais drogas eram tidas, vistas e achadas pelos médicos e pelos tratadistas de então.

De facto, uma prestigiada hoste de autores interessou-se por essas drogas, ervas e frutos, incluindo Camões, Garcia de Resende, Tomé Pires, Gaspar Correia, Fernão Lopes de Castanheda, António Galvão, sem olvidar, claro, Garcia de Orta, que mais à frente veremos melhor. E como não? Era um mundo de sabores, cores e odores que nos entravam porta adentro no bojo das nossas naus, e cujo uso prometia milagres no paladar e na saúde.

Mas que uso poderiam ter?

Bom, vamos arrolá-las e observá-las por uma mera ordem alfabética. Temos, para começar, o *abacate*, que combateria as afeções dermatológicas; o *aloés*, tido por ser um excelente purgativo, colagogo (estimulante da expulsão da bílis), laxativo e cicatrizante; o *amendoim*, visto como curativo de quebraduras; o *ananás*, que muitos consideravam o rei das frutas por ser novidade e por ter uma suposta «coroa» e que se considerava desintoxicante e diurético; o *anato*, que, além de ser afrodisíaco (segundo se cria), atuava contra queimaduras e febres; a *anona*, cujas alegadas propriedades benéficas a tornariam uma mezinha antiescorbútica, antiespasmódica, antidisentérica, emética (que provoca o vómito), oftalmológica e boa contra as aftas; o *cacau*, tão nutritivo, fortificante, afrodisíaco e tão potenciador da resistência (embora fosse controverso por ser supostamente viciante, «podendo levar à loucura e à diminuição do consumo de cerveja», como diziam, queixosos, os cervejeiros do Norte europeu que pediram a sua ilegalização); o *caju*, melífero e afrodisíaco; a *calumba*, com a sua função lactante; a famosa *canela* (pela qual, segundo Sá de Miranda, se despovoava o reino), cujos méritos como adstringente, estimulante e estomáquico (favorecedor da digestão gástrica) são conhecidos; o *cravo*, usado nas dores de dentes; a *cânfora*, considerada estimulante do coração, dos pulmões e tida ainda como um bálsamo muscular; o *cardamomo*, ao tempo usado como carminativo (controlador de gases intestinais e da flatulência); o *gengibre*, considerado então como antiescorbútico, analgésico estomatológico, antissético e como auxiliador do trabalho de parto; a *mandioca*, usada como purgativo; a *noz-moscada*, utilizada contra as doenças do foro nervoso; a *pimenta*, vista como estimulante das funções digestivas e do apetite; o *sândalo*, cujos supostos efeitos antisséticos, sobretudo do trato urinário, eram muito considerados; e o *tamarindo*, usado como sudorífero, antifebril e antiescorbútico.

A esta breve lista poderíamos acrescentar ainda o açafrão, a algália, o almíscar, o âmbar, o incenso, a laca, o ópio (imagine-se) ou o ruibarbo, também considerados pelos físicos de então como propiciadores da saúde... A lista não é, nem valeria a pena ser, exaustiva.

Isto resultava em termos medicinais? Nem por isso. A medicina daquele tempo, além de não ter meios nem conhecimentos para analisar corretamente as propriedades de cada droguinha ou de cada ervinha, não tinha, de igual modo, meios técnicos para as tratar quimicamente e para as aplicar de forma eficaz nos doentes, mesmo que eventualmente acertasse nos casos em que cada droga era benéfica. Daí os equívocos com o tabaco, o ópio ou até com o açúcar. Pois não é verdade que este último, embora já conhecido antes da Expansão, se popularizou então como verdadeira «droga de luxo» e como ingrediente básico de inúmeros xaropes e muitas beberagens? Há exemplo, aliás, de ter sido usado como branqueador dos dentes, até se perceberem os reais efeitos dentários...

O caso mais interessante, de resto, de uma erva/droga que foi então considerada como de bom e profícuo uso medicinal é o do *tabaco*. No século XVI, um médico sevilhano, de sua graça Nicolas Monardes (1493–1588), cuja reputação como botânico e como docente da prestigiadíssima Universidade de Alcalá de Henares o tornavam uma autoridade na matéria, disse que o tabaco era assaz benéfico na luta contra uma série de maleitas:

> Catarro, vertigens, remela dos olhos, cefaleias, nebulosidade da vista, surdez, úlcera do nariz, dores de dentes, úlceras e aftas das gengivas, reumatismo, tosse rebelde, mal do estômago, síncope,

> cólica, hidropisia, vermes, hemorroidas, dores uterinas, ciáticas, tumores, úlceras profundas, hemorragias, úlceras varicosas, gangrena, sarna, escrófulas, carbúnculo, mordedura de cobras venenosas, cães raivosos e venenos de flechas.

Não era o único, pois os benefícios do tabaco seriam imensos, segundo vários especialistas. Olivier de Serres (1539–1619), praxista francês e pioneiro na botânica e na agronomia, via o tabaco como capaz de debelar...

> ... todas as chagas em qualquer parte do corpo, quer sejam velhas ou novas, queimaduras, ruturas, dores de cabeça, de dentes, da matriz [útero], dores de braços e das pernas, gota, inchaços, sarna, tinha, herpes, mal do calcanhar [esporão], dificuldade de urinar, de respirar, tosses rebeldes e cólicas. [...] Tomado pela boca com uma boquilha apropriada é bom para o cérebro, para a vista, ouvidos e dentes, estômago, descarga das fleumas se for servido em jejum pela manhã.

Por cá, quem lhe gabou as excelências foi o esclarecido e cultíssimo Damião de Góis...

> ... de cuja virtude poderia fazer coisas milagrosas, do que eu via a experiência principalmente em casos desesperados de apostemas [abcessos] ulcerosas, fístulas, caranguejas [cancros], pólipos, frenesins [delírios] e muitos outros casos.

Tornou-se comum, nos surtos de peste, os funcionários que tinham de contactar com os cadáveres fumarem tabaco, por se pensar que o fuminho dissipava os eflúvios danados (como se vê numa das imagens deste livro).

O caso do tabaco é ainda interessante a um outro nível: exemplifica o contributo dos Portugueses para a introdução e difusão desta droga. Inicialmente também designado como erva-santa e erva-da-Índia, o tabaco foi, em grande parte, introduzido na Europa pelos Portugueses. De tal modo que o embaixador francês em Lisboa — Jean de Nicot (1530–1604) —, tendo-o conhecido através de Damião de Góis, afeiçoou-se-lhe tanto que o levou para Paris, onde o deu como presente à rainha Catarina de Médicis, que o usava como paliativo contra as enxaquecas. Segundo se crê, ela aspiraria o fumo de folhas de tabaco queimadas num braseiro ou, eventualmente, aspirava-o sob a forma de rapé. Não sabemos se isso a serenava, mas se levarmos em conta que esta rainha foi a grande instigadora do terrível Massacre da Noite de São Bartolomeu (23 e 24 de agosto de 1572), no qual milhares de protestantes foram mortos às mãos de milícias católicas, parece que o tabaco não lhe terá dado muita paz de espírito. Enfim, pelo menos deste morticínio o tabaco está isento. Mais tarde, o termo «nicotina» deveu a sua origem ao nome do dito embaixador de França na capital portuguesa, o que, se se pensar bem, é um bocadinho injusto para nós.

Bom, mas mesmo levando em conta o facto de que a medicina, a botânica e a farmacopeia não tinham meios nem saberes para avaliar e aplicar corretamente as ervas e as drogas vindas de todo o mundo, não poderemos olvidar que, aqui e ali, algumas mentes esclarecidas souberam tirar bom partido delas, analisando-as metodicamente, estudando-as e divulgando-as ao mundo.

E eis que chegamos ao médico português Garcia de Orta, nascido em Castelo de Vide em 1501 e falecido em Goa em 1568. Para a Índia partiu em 1534 após ter feitos estudos superiores em Salamanca e Alcalá. Na Índia exerceu medicina para gente de todas as origens sociais — desde governantes portugueses e marajás indianos a presos da cadeia local —, tendo, sobretudo, estudado muito.

Para se ter um fugaz vislumbre da grandeza deste homem, vejamos o que sobre ele escreveu em 1934 o militar e médico estado-unidense Louis Roddis:

> 10 de março de 1934. Há cerca de 400 anos, Garcia de Orta partiu para a Índia. Seria bom que esta data fosse convenientemente comemorada em todo o mundo pelas sociedades científicas

dedicadas ao estudo e progresso da medicina tropical, da farmacopeia e da botânica. A publicação de edições especiais das suas obras ou de artigos e editoriais sobre Garcia de Orta — o seu tempo e o seu labor — seriam um bom motivo para congregar médicos e farmacêuticos na celebração da memória de um pioneiro em ambos os campos…

(Louis Roddis, *Annals of Medical History*, *New Series*, Vol. I, n.º 2 (193 1), pp. 198–207)

FIGURA 3.3

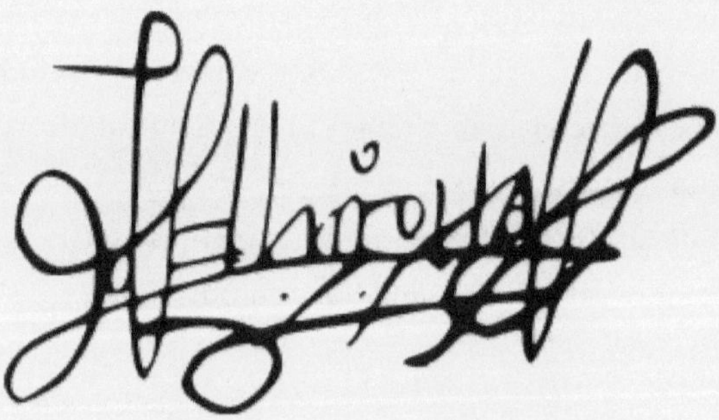

A assinatura de Garcia de Orta.

A causa da admiração e do respeito que Garcia de Orta hoje merece, ou deveria merecer, tem que ver com a sua vida dedicada ao estudo das «drogas» do Oriente e à sua divulgação e aplicação na medicina e na farmacopeia. Sim, Orta foi um pioneiro ao nível dos maiores do seu tempo — e não só —, como as palavras de Louis Roddis revelam, sendo só de lastimar que entre nós só seja genericamente conhecido do grande público por dar nome a uma escola, a um hospital e por ter ilustrado as antigas notas de vinte escudos. A obra que o projetou e que lhe dá um lugar de destaque na ciência denomina-se *Colóquio dos simples e drogas e coisas medicinais da Índia, e assi dalgũas frutas achadas nella onde se tratam algũas cousas tocantes a medicina, pratica, e outras cousas boas pera saber.* Foi editada em Goa, em 1563, e trata-se de uma obra de grande fôlego e de grande originalidade dedicada ao estudo, análise e utilização das tais «drogas» (isto é, plantas, frutos, especiarias) do Oriente, bem como da sua aplicação. Obra pioneira, quer pela sua cientificidade numa época em que a sombra dogmática dos clássicos ainda condicionava o pensamento quer pelo facto de, em muitos aspetos, ser ainda atual. Por outras palavras, o valor desta obra não se resume à sua qualidade para a época, mesmo se isso já fosse muito.

Escrito sob a forma de um diálogo fictício entre ele mesmo e um médico recém-chegado — um tal Ruano —, o tratado, embora não despreze os grandes clássicos da medicina — nomeadamente Galeno e Hipócrates —, vai mais além, não hesitando em fazer tábua rasa de vários conhecimentos adquiridos, tidos por verdades só porque eram ditos há séculos. Da mesma forma, não hesitou em enfatizar a observação e a experimentação, metodologia que norteou o trabalho pioneiro de Orta. Não hesitando em dar a primazia à sua experiência, escreve, por exemplo, no diálogo 9: «Não me ponhais medo com Dioscórides nem Galeno, porque não hei de dizer senão a verdade, e o que sei.»

Nos *Colóquios* é apresentada a primeira descrição correta e rigorosa feita por um «ocidental» das características botânicas de muitas plantas medicinais (nomeadamente o tamanho e a forma), bem como as respetivas origens e propriedades terapêuticas. Mais ainda sobreleva o trabalho de Orta o facto de ele — ao arrepio do que os demais médicos faziam — analisar a matéria médica, neste caso, as propriedades das drogas e medicamentos, e não se limitar a dirigir o seu estudo só para observações clínicas. Não quer isto dizer que não tenha também feito algumas observações clínicas, já que, por exemplo, a ele se deve a primeira descrição da cólera asiática, tendo-se para tal baseado na autópsia de um indivíduo morto pela doença. O seu trabalho é ainda relevante por outros motivos, dos quais gostaríamos de referir um em especial: Orta observava sem preconceitos e sem desdém ou arrogância a prática dos médicos indianos.

FIGURA 3.4

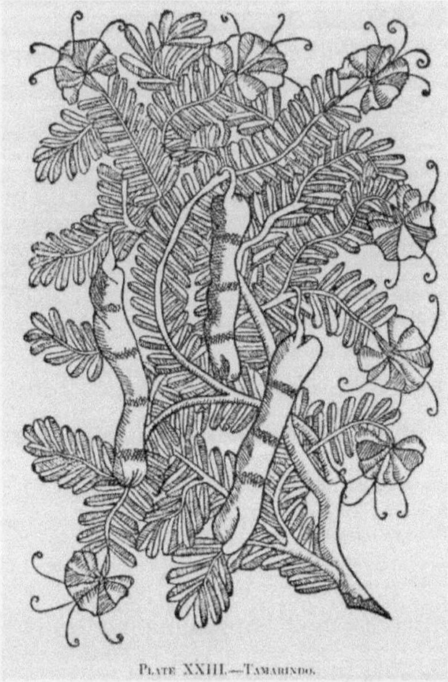

A obra: descrição e análise do tamarindo.

Os *Colóquios* contêm 58 capítulos onde se analisam um número sensivelmente igual de drogas do Oriente, sobretudo de origem vegetal, tais como o benjoim, o aloés, a cânfora, o ruibarbo, a canafístula, os tamarindos, a canela, o coco, o cravo, o gengibre, a manga, a pimenta, o ópio, e muitas outras.

Uma outra originalidade foi o facto de os *Colóquios* terem sido escritos em português e não em latim, como era usual na literatura médica do tempo. Em meados de quinhentos, o reputado botânico e médico francês Charles de l'Escluse viajou pela Península onde adquiriu um exemplar. Reconhecendo imediatamente o seu enorme valor, traduziu a obra para latim e, em 1567, publicou-a sob o título de *Aromatum et Simplicium aliquot medicamentorum apud Indios nascentium historia ante biennium quidem Lusitanica língua. Conscripta, D. Garcia ab Horto auctore.*

Foi um sucesso. Várias traduções se seguiram, várias edições se sucederam ainda em vida do autor, consagrando o seu mérito em termos internacionais. Até hoje...

Trouxemos e levámos, é certo.

Tal como o reino (e a Europa) recebeu sabores, mezinhas, remédios e «drogas» de toda a parte do mundo, também é verdade que os nossos navegantes levaram no bojo das caravelas algumas coisas que espalharam por esse planeta fora. Estamos a falar de instituições que, sendo ao tempo comuns em Portugal, não o eram por essas terras fora ou, pelo menos, eram-no em moldes bem diferentes. Essas instituições foram as famosas Misericórdias e as já faladas confrarias e os hospitais. Comecemos pelas Misericórdias e como foram instituídas nos territórios ultramarinos.

Como vimos atrás, o fenómeno das Misericórdias foi um ponto de viragem na assistência portuguesa, ao qual as terras onde os Portugueses chegaram não ficaram imunes. Assim, por todo o lado foram os Portugueses instalando Misericórdias à imagem e semelhança do que se fazia em Portugal, nas quais se praticavam as mesmas obras de caridade e se instalavam hospitais.

Nestas instituições, porém, não eram aceites como «irmãos» os cristãos-novos ou pessoas de cor. Note-se que essa exclusão dizia respeito à seleção dos irmãos a admitir, e não tanto ao apoio a dar a quem necessitasse. Aí, todos poderiam receber o devido auxílio assistencial (médico ou outro), ainda que se constatasse, é verdade, uma gradação nos serviços a que cada um tinha acesso. Assim, se para um branco todos os serviços estavam disponíveis, uma negra baiana, por exemplo, não podia ser admitida no recolhimento de mulheres da Misericórdia local, embora pudesse aceder a outros apoios, como o dote dado pela irmandade.

Todavia, no que tocava a assistência médica, todos eram recebidos, independentemente da raça, credo ou nacionalidade. O caso de Goa, do seu hospital e da Misericórdia (que tutelava esse hospital) é paradigmático do tipo de socorros prestados. Aí existia um hospital para homens brancos portugueses (o Hospital Real) e três para cristãos não portugueses:

o Hospital dos Pobres (da Misericórdia), o Hospital de São Roque (pertencente aos Jesuítas) e o Hospital da Piedade (pertencente à câmara até 1680 e que depois passou para a Misericórdia). Em todos, a par da assistência propriamente dita, havia também uma missão prosélita. No Hospital dos Pobres só se admitia entrada a quem se confessasse e aceitasse a extrema-unção. Nota curiosa: por serem em número muito escasso, não havia em Goa um hospital para mulheres brancas…

Por piedoso que fosse, este movimento das Misericórdias ultramarinas reproduzia, uma vez mais, os paradigmas mentais, ideológicos e sociais do seu tempo. Da mesma forma, o vigor e o prestígio destes espaços de assistência replicavam igualmente o vigor e o prestígio da presença lusa em terras índicas. No auge da nossa presença em Goa, o Hospital Real, por exemplo, era tido como um espaço bem gerido, elogiado pelos estrangeiros que o visitavam.

A sua origem remonta aos tempos áureos da afirmação de Portugal na Índia, quando, em 1510, Afonso de Albuquerque determinou a construção de umas casas em Goa para acolher os soldados feridos na conquista de Malaca e de outras campanhas. A instituição foi crescendo; em 1520, na mesma altura em que os Portugueses penetravam no Congo e exploravam a costa angolana até ao cabo da Boa Esperança, o Hospital Real de Goa recebia o seu primeiro regimento.

Gradualmente, novas alas e novas enfermarias foram acrescentadas, com procedimentos à imagem do seu congénere lisboeta de Todos os Santos, com serviços bem cuidados e reconhecido por estrangeiros que nele encontraram amparo. Laval, o nosso conhecido navegante francês a quem incharam costas numa nau lusitana por via de um cataplasma manhoso, elogiou-o bastante, outro tanto fazendo o explorador neerlandês Jan Huygen van Linschoten (1563–1611), que se lhe referiu como «o melhor hospital que há no mundo». Talvez tenha exagerado, pois sabe-se que houve, por vezes, dificuldade em mantê-lo num funcionamento escorreito.

Também noutras possessões indianas — como Baçaim (desde 1538) e como Cochim (desde 1553) — os portugueses abriram hospitais, se bem que mais modestos. Naturalmente, a decadência do Império Português do Oriente, a partir do século XVII, verá o gradual definhamento destes hospitais.

Ainda assim, as Misericórdias e os seus hospitais estiveram sempre na linha da frente — melhor ou pior — da assistência proporcionada pelos Portugueses — mais a uns(umas) do que a outros(as) — nas suas possessões de além-mar.

Na sua orgânica, como já se percebeu, as Misericórdias ultramarinas seguiam a dinâmica das Misericórdias da metrópole. Também no ultramar se privilegiava uma organização local e leiga, de fácil adaptabilidade às realidades de cada lugar, com forte valência cristã e com uma relativa autonomia em relação à coroa e até em relação à hierarquia do clero regional. Por outras palavras, para cada Misericórdia, a coroa lançava o paradigma, e as forças administrativas locais, em conjunto com as respetivas «forças vivas», lançavam a obra e a práxis, constituindo, desta forma, a ossatura da assistência no Império Português. Essa ossatura era tanto mais efetiva quanto se sabe que a comunicação entre as várias Misericórdias, embora geograficamente dispersas pelo imenso Império, se fazia com regularidade.

Claro que, como se constatou já em relação ao Hospital Real de Goa, a dinâmica das Misericórdias ultramarinas e suas dependências sofria com as vicissitudes da guerra e da política. As investidas dos nossos concorrentes implicaram o encerramento de várias Misericórdias instituídas em terras onde a presença portuguesa minguou. Nesse sentido, vemos como a Misericórdia de Goa, que era a cabeça de todas quantas fundámos no Oriente (com exceção das de Macau e de Nagasáqui, que tinham autonomia), foi obrigada a gerir a extinção das Misericórdias de Ormuz, das Molucas ou de Nagapatão (sudeste da Índia), para só citar três casos de três locais perdidos para os Holandeses.

É difícil arrolar todas as Misericórdias existentes ao tempo da Expansão. Em todo o caso, não é arriscado referir que cobriam o mapa do Império. Mais pequenas e modestas ou mais opulentas e grandiosas, cumpriam a sua função de dar apoio e de cumprir as obras de caridade, com maior ou menor espírito seletivo: por exemplo, se a de Goa era mais elitista, a de Salvador (capital do Brasil colónia) era menos. Havia Misericórdias da Madeira (Funchal, Machico, Santa Cruz) aos Açores (Angra, Vila Franca do Campo, Vila do Porto, Velas, Ribeira Grande, Pico), em Cabo Verde (São Tiago), no Brasil (Espírito Santo, Sergipe, São Paulo, Ouro Preto, Recife, Rio de Janeiro, Salvador, Pará, Olinda, Itamaracá), em Angola (Luanda, Congo, Massangano — Cuanza Norte), no Índico (Goa, Cochim, Malaca, Colombo, Baçaim), na China (Macau) e no Japão (Nagasáqui). Este rol é a pontinha de um icebergue assistencial espalhado pelo mundo. Breve que seja, dão um vislumbre da rede então erguida, na qual, com maior ou menor eficácia, se aplicava a visão cristã da assistência e da caridade.

E que dizer das demais confrarias? Que dizer dessas irmandades instituídas em Portugal como «verdadeiras emanações da sociedade civil»? Para começar é necessário não olvidar as irmandades que estavam associadas às Misericórdias, que acabámos de ver. Aqui e agora, iremos observar brevemente as outras, aquelas confrarias e irmandades instituídas pelo clero local, com particular destaque para as ordens religiosas. Os tempos (neste caso o século XVI) iam de feição para as confrarias, já que o mui católico Concílio de Trento, que lançou o contra-ataque contra a Reforma protestante, deu particular enfoque à ação dos leigos e incentivou a evangelização dos «novos» povos. Daí as muitas confrarias e irmandades de «negros» que surgirão, com destaque para o caso do Brasil.

Leiamos esta missiva de frei Luís de Gouveia, enviada em 1562 da cidade de Coulão (Querala, Índia):

> Dois cristãos irmãos desta confraria de Nossa Senhora do Rosário que tem neste colégio, é para louvar a Deus vê-los andar com tanto fervor, servindo nas coisas da obrigação do seu compromisso, como é visitar os enfermos, os cristãos da terra e fazer

> concertos e amizades entre uns e outros, e ajudar a resgatar alguns cativos que se vêm fazer cristãos e buscar as ovelhas perdidas e metê-las no curral de Cristo. E juntamente com isso nos alegra muito vê-los festejar as festas de Nossa Senhora e dos santos, com tanto fervor e devoção que faz muita inveja aos que maior obrigação têm. São cristãos honrados e de muitos anos e abastados.
>
> (Citado em *História da Expansão Portuguesa*, vol. 2, p. 424)

Interessante esta carta, pois revela-nos o quotidiano de uma confraria portuguesa erigida nos confins da Índia. Interessante também por nos revelar uma oculta crítica a alguns confrades...

Seja como for, convém não esquecer que as confrarias ultramarinas, além de serem um «seguro» assistencial, além de prestarem apoio material, físico e religioso, eram também um bom mecanismo de integração social, numa sociedade (lá como cá) assaz hierarquizada e estratificada. Social e cultural, pois no seio da respetiva confraria o nativo tenderia a abandonar a sua cultura e a sua religiosidade, para absorver o cristianismo inerente à assistência aí fornecida. Por isso, é lícito afirmar que no Império, sobretudo no Brasil, as confrarias foram também um mecanismo de controle social, de aculturação e de integração dos nativos.

Na Índia, a primeira confraria foi erigida em Goa, em 1511, o mesmo ano em que os Portugueses chegaram ao reino do Sião e ao reino de Pegu; a primeira confraria brasiliense surgiu em Pernambuco, em 1552, na altura em que os Portugueses abandonavam de vez o regime governativo das capitanias e instituíam o primeiro governador-geral (o atrás referido Tomé de Sousa). Em África, a coisa foi mais tardia, com as primeiras confrarias moçambicanas a surgirem só no final do século XVI.

Duraram o tempo que durou o Império Português; e muitas sobreviveram à descolonização e à independência das colónias, como é o exemplo brasileiro...

FIGURA 3.5

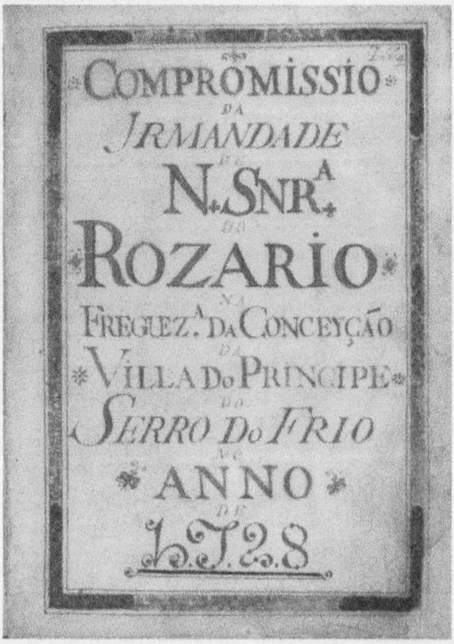

COMPROMISSIO
DA
IRMANDADE
DE
N. SNR.A
DO
ROZARIO
NA
FREGUEZ.A DA CONCEYÇÃO
DA
VILLA DO PRINCIPE
DO
SERRO DO FRIO
NO
ANNO
DE
1728

Serro do Frio (Minas Gerais), o compromisso da irmandade de Nossa Senhora do Rosário. Ainda existe...

Fora do âmbito das Misericórdias e das outras confrarias, são de destacar os hospitais fundados pelos Portugueses no espaço ultramarino, sobretudo naqueles espaços onde a colonização portuguesa era mais débil, cabendo sobretudo a ordens religiosas essa dinâmica assistencial, interligada sempre, claro, com a dinâmica evangelizadora. Claro que, de novo, confrarias e Misericórdias podiam ter (e tinham) os seus hospitais, pelo que esta divisão é algo artificial... Já o sabemos. Mas com esta divisão tentamos tornar as coisas um pouco mais claras ao leitor.

Vamos então aos hospitais erigidos nos territórios onde os Portugueses chegaram. E neste caso, temos o exemplo do Japão. São vários os nomes de jesuítas que aí instituíram hospitais, destacando-se o nome de Luís de Almeida. O seu labor será aqui descrito, tomado como modelo do que era o espírito, a dinâmica, a caridade e a missão destes homens.

Segundo rezam as crónicas (que devemos sempre ler com cautela), foi em 1555 que Almeida, comovido ao ver tantas crianças abandonadas na região de Bungo (antiga província do Japão no leste de Kyushu), decidiu aí fundar um hospital. Como ainda não era membro da Companhia de Jesus, Almeida dispôs livremente dos seus bens para o custear. O seu intuito foi aprovado pelas autoridades civis locais, ao mesmo tempo que Almeida se tornava jesuíta, o que fez com que o novo hospital ficasse sob a supervisão do seu superior, o padre Cosme de Torres. Mas a alma do projeto era ele, claro...

Uma vez aberto, o hospital tratava todos os males, desde casos ligeiros a pestíferos. Entre 1556 e 1561, Almeida afadigou-se sem cessar, entre uma cultura diferente. Era o que hoje designamos de «trabalho de formiguinha». Ouçamo-lo:

> A obra do hospital é hum sino pequeno pera toda esta terra de Japam, [pois os japoneses] não tem maneira de cura, principalmente de cirurgia, e destes males hão-no por mal incurável, e nenhum há que acabe de sarar que tenho visto, e as nossas mezinhas pola bondade do Senhor, é maravilha como obram neles. [...] Muito consolado fora de haver hum ou dois irmãos que enquanto o Senhor me dá vida aprendessem esta arte de curar, e conjuntamente aprenderem a língua, para que ficasse esta obra começada com que se continuar.

Apesar do cansaço, o jeito nunca lhe terá faltado, mesmo se limitado pela medicina de então. Prova disso foi o facto de o seu superior — o citado Cosme de Torres — se lhe referir como um «irmão bom sujeito que tem *donum curationis* [dom de curar] e o sabe mui bem»...

Saber... saberia. Mas a Almeida faltavam os meios que a escassa medicina quinhentista punha à disposição dos seus esforçados profissionais; a saber, produtos de botica e auxiliares.

As mezinhas ia Almeida compondo com as ervas que constantemente solicitava a Macau e a Goa. Como disse o padre Luís Fróis, também ele uma figura de relevo da missionação portuguesa no Japão:

> [Almeida] tinha alli feita huma botica con tantos materiaes em mezinhas que mandara vir da China, que pera tudo se achava logo remedio en sua caridade.

Explicite-se que, enquanto os Portugueses tinham já assentado arraiais na Índia e na China, no Japão a presença nacional estava representada pelos missionários jesuítas, por vezes olhados de soslaio pelas autoridades, que, aliás, mais tarde os perseguiriam. Daí ser mais fácil pedir as ervas e os produtos a Goa e a Macau, mesmo que as distâncias dificultassem a logística. Este fabrico caseiro de remédios permitia que toda a casta de gente ali aportasse, sendo os pobres os mais comuns, dos frades recebendo remédios que levavam para casa.

Já em relação aos auxiliares, conseguiu Almeida treinar um grupo de japoneses. Do mesmo modo, arregimentou uma dúzia de habitantes locais, com os quais constituiu uma confraria:

> Há doze japoes irmãos deste hospital, dos quais dois cada ano têm cuidado delle... tem seu regimento, como hão de receber os enfermos e gastar as esmolas.

As derradeiras palavras desta sua frase dão-nos conta da forma como financiava a obra: «gastar as esmolas». De facto, o Hospital de Bungo tinha um regimento que replicava o compromisso «padrão» das Misericórdias, o que pressupõe que as esmolas fossem, realmente, o núcleo forte dos seus rendimentos.

Ademais, o hospital tinha espaço para doentes residentes e para doentes em tratamento ambulatório, sendo todos acudidos entre o nascer e o pôr do sol. Ao lado da função sanadora, havia, claro, a função caritativa, mediante o apoio aos pobres, que podia assumir várias formas, inclusivamente o subsídio a funerais... Sem surpresa assistimos, de novo, a esta interligação entre assistência ao corpo e assistência à alma, sendo disso testemunho a função de um tal padre Duarte da Silva, que, ao mesmo tempo que colaborava com Almeida na cura das doenças, falava aos pacientes de «coisas proveitosas à alma»...

É de salientar que, ao contrário de algumas Misericórdias onde a vertente seletiva estava presente em maior ou menor grau, aqui não se regateava apoio a ninguém. Almeida, aliás, confessou que era mais renitente em dar medicação aos abastados. E não era só por uma questão de piedade e de valorização dos pobres; na realidade, Almeida sabia que no delicado contexto da evangelização do Japão, se um poderoso perecesse na sequência de um tratamento, os jesuítas podiam ser acusados de «homicídio» e ser perseguidos. Isso mesmo aconteceu mais tarde, quando tratou o dáimio de Gotoo. Num primeiro momento o paciente esteve às portas da morte e as autoridades acusaram os missionários do estado do dáimio. Felizmente, após dedicada e prolongada assistência médica por parte de Almeida, o homem safou-se.

Anos mais tarde, em 1583, aquando da morte de Luís de Almeida, o padre Luís Fróis escreveu estas linhas:

> Ele foi o que inventou fazer o Hospital em Bungo junto de nossa casa aonde se recolhiam as crianças enjeitadas, filhos de gentios que por sua pobreza tem por melhor remedio matá-los quando nascem. Ele curava por suas mãos todos os doentes de chagas e podridões afistuladas, e de todas as enfermidades que ali pela fama concorriam, por ser cousa tao nova em Japão; e os remediava corporal e espiritualmente, e tinha ali feita uma botica com tantos materiais e mezinhas que mandara vir da China, que pera tudo se achava logo remedio em sua caridade.

3.5 À LAIA DE CONCLUSÃO: COMO AVALIAR O CONTRIBUTO PORTUGUÊS?

O que ficou? Ou, dito de outra forma, qual foi o contributo dos Descobrimentos portugueses para o progresso da medicina? De que forma os Descobrimentos portugueses contribuíram para o avanço geral da ciência e da medicina em Portugal?

Seria impossível que uma epopeia como a dos Descobrimentos não influísse nas mentalidades e na forma de ver o mundo; e como tal, seria impossível que essa epopeia não tivesse consequências no progresso científico, logo, no desenvolvimento da medicina. Ora assim sendo, e na esteira do que disseram vários autores, nomeadamente Borges de Macedo (ver bibliografia), as principais contribuições dos Descobrimentos portugueses para a ciência e para a medicina são:

- Uma nova forma de registar os factos descobertos e as novas realidades «claramente vistas».

Essa nova forma, que afinal podemos considerar como uma nova «cultura científica», foi caracterizada essencialmente pelo rigor. Só essa mera observação e registo mais rigoroso levou à conclusão de que os estudos dos «antigos» (os clássicos) estavam, em vários aspetos, ultrapassados. Na melhor das hipóteses, as explicações desses mestres eram insuficientes, na pior das hipóteses, estavam erradas. Assim, os Portugueses contribuíram para a revisão e correção desses conhecimentos. Essa erosão do saber dos antigos levou à gradual substituição do «velho saber» pelos novos conhecimentos que, mais tarde, irão gerar o surgimento da ciência moderna.

- O triunfo de experimentalismo.

Um importante contributo dado à ciência (e à medicina) pelos nossos Descobrimentos foi a convicção portuguesa de que só a matéria observável é passível de análise e correção. Afinal era isso mesmo que Duarte Pacheco garantia quando afirmava ser a experiência a mãe de tudo, pois só através dela poderíamos ver a verdade. De igual modo, podemos aqui citar Camões, quando, no Canto X de *Os Lusíadas*, escreveu, dirigindo-se ao rei D. Sebastião (que não o percebeu):

> Tomai conselho só d'experimentados,/que viram largos anos, largos meses,/que, posto que em cientes muito cabe,/mais em particular o experto sabe.

- A destruição de lendas e de mitos associados à visão do mundo anterior aos Descobrimentos, contribuindo para uma abertura das mentes, associada, claro, à abertura geográfica e antropológica do mundo.

Todavia, todas estas importantes contribuições sofreram, entre nós, entraves que não nos permitiram tirar daí todo o proveito. Apesar de porem em causa muitas das teorias e ideias dos autores antigos, entre nós não se substituiu a velha cosmovisão por uma radicalmente nova. Os fundamentos do saber dos clássicos, a sua forma de pensar e de saber referente à teoria do conhecimento, bem como a racionalidade inerente, não foi afetada.

Afinal, da observação e do registo da realidade observável e mensurável não se passou à sua análise científica, ou seja, não se desenvolveram leis que conduzissem ao seu enquadramento no novo universo científico, nem ao aparecimento de uma mentalidade assente na reflexão e na análise das relações de causa e efeito. Assim sendo, não houve, por parte dos Portugueses, a audácia de dar o passo seguinte: meditar sobre o observado e o registado, teorizar sobre as respetivas relações causais e avançar para teorias sobre as novas fontes de conhecimento. Dada a inerente fraqueza, por essa altura, do campo interpretativo e dada a falta de utensilagens conceptuais, não demos o passo seguinte, que foi o da afirmação da ciência moderna, na qual despontariam, dentro de poucas décadas, nomes como Kepler e Tycho Brahe, Copérnico e Galileu, Newton e Descartes, entre outros.

Enfim, não conseguimos «dar o salto» do rigor da observação e do registo do observado para a desconstrução do saber antigo e para a edificação de uma nova mentalidade científica moderna.

A prazo, o experimentalismo português — que esteve na base da corrosão do saber antigo e que contribuiu para o advento do saber científico — acabaria por estagnar em Portugal. E aqui reside um grande problema: o atraso nacional no campo da ciência em geral e, para o que aqui nos traz, da medicina e das artes médicas em particular. Após o nosso contributo dos séculos XV e início do século XVI, fomos lentamente ficando para trás. Os demais países tiveram os seus cientistas e pioneiros; por cá, estagnou-se na mentalidade, no ensino e na prática médica (e em outros campos científicos, claro).

Em 1746, Luís António Verney, um dos maiores vultos do Iluminismo português, escrevia na sua *magnus opus, O Verdadeiro Método de Estudar*, o seguinte:

> Que importa que Aristóteles ou todos os filósofos da Grécia dissessem que o ar é leve, se estou vendo experiências que provam que é pesado? [...] Se eu vejo que a circulação do sangue e outros humores mostra distintamente que o corpo do animal é uma máquina hidráulica maravilhosa, a qual pode viver muito bem sem alma inteligente? [...] Quero ainda supor que estes filósofos fossem os maiores homens do mundo: nada disto basta para que eu não ceda à evidência e despreze a sua autoridade...

Este excerto está incluído no capítulo da sua obra significativamente intitulado de «Tradição não é ciência»...

O que nos impediu de ir mais além? O que motivou a nossa estagnação científica e o nosso atraso perante as demais nações europeias, sobretudo as do norte e centro do continente?

É verdade que o nosso país tinha problemas estruturais que a Expansão e os Descobrimentos não conseguiram vencer. Antes de mais, uma escassa população. Minguado de gentes, os Descobrimentos apenas provocaram uma diáspora que se manteve pelos séculos fora, causando óbvios problemas sociais decorrentes de uma pobreza crónica que as novas riquezas trazidas para o reino (e escassamente aproveitadas em prol do reino) não resolveram. Em Portugal entrou e saiu riqueza, riqueza essa que nunca nos enriqueceu e nunca desenvolveu a economia nacional. Bem avisara Sá de Miranda...

A partir do século XVI, também no campo cultural estagnámos, mantendo baixíssimos níveis de escolaridade e de literacia, em contraponto com os países (de novo) do centro e do norte da Europa, sobretudo os que aderiram à Reforma protestante, que apostavam na educação para que «cada cristão pudesse ler livremente as sagradas escrituras».

Enfim, a Portugal faltou a boa terra para lançar as boas sementes científicas e culturais. Um reino com pouca gente, um reino economicamente pobre, um reino estagnado e reprimido onde aquilo que Vitorino Magalhães Godinho crismou de «terciário do Antigo Regime» (Clero e Nobreza) dominava não tinha muitos pés para andar na maratona que o resto da Europa começava a fazer nesses domínios científico e cultural (dois irmãos siameses, aliás).

Depois, em 1536, estabeleceu-se a Inquisição entre nós. Com a Inquisição veio o *Index* de livros proibidos. Estava lançado o garrote que iria, durante mais de dois séculos, aperrear o conhecimento em Portugal. A própria universidade foi dominada pelo espírito inquisitorial, começando logo, nesse mesmo século, pela expulsão e perseguição de alguns dos seus mestres mais brilhantes, assim se aniquilando o ténue assomo do primeiro Humanismo nacional. Muitos dos nossos maiores sábios buscaram refúgio noutros países, para não serem perseguidos e, eventualmente, presos ou até executados em Portugal, ora por serem cristãos-novos ora por serem hereges.

Vejamos alguns nomes...

Garcia de Orta pereceu em Goa, em 1568, respeitado e reconhecido, o que quer dizer que, por vezes, se faz justiça. Quem, todavia, era imune à noção de justiça era a Inquisição, que se engalfinhou contra a sua família pelas suas raízes judaicas. De facto, eram cristãos-novos. A sua irmã Catarina seria queimada viva num auto de fé, em Lisboa, em 1569, e os restos mortais de Garcia de Orta foram desenterrados em Goa, em 1580, sendo queimados pelo Santo Ofício sob a acusação de judaísmo.

Nos anos que se seguiram, muitos dos físicos mais competentes de Portugal (vários eram cristãos-novos) fugiram do reino, indo engrandecer a medicina dos países onde se fixaram. Há o caso de Amato Lusitano (1511–1568) que — impedido de viver na sua pátria por ser judaizante — «teve de se contentar» em ser professor na prestigiada Universidade de Ferrara e médico pessoal do papa, além de ser um tratadista de primeira água, a ele se devendo, por exemplo, a primeira descrição das válvulas venosas através de análises das veias ázigos...

Temos ainda Pedro Nunes (1502–1578), um dos grandes da nossa ciência, cosmógrafo e matemático — que também estudou medicina —, que viu a sua família ser perseguida e presa pela Inquisição devido às suas origens judaicas, tendo ele apenas escapado graças à sempre incerta proteção da corte...

Que dizer do médico Rodrigo de Castro (c. 1546–1627), um cristão-novo lisboeta perseguido pelo Santo Ofício e exilado em Hamburgo, onde foi pioneiro no estudo e no tratamento da infertilidade?

Podemos também referir Jacob de Castro Sarmento (1690–1762), que teve de fugir de Portugal aquando da grande vaga de prisões de médicos cristãos-novos pela Inquisição em 1720, vaga essa que deixou desfalcada de médicos vastas zonas do Alentejo... Sim, o mesmo Castro Sarmento que se tornou o primeiro judeu a receber o grau de doutor em medicina no Reino Unido, onde exerceu e onde escreveu importantes tratados com inovações consideráveis, como a da valorização das águas minerais.

E que dizer de Isaac de Sequeira Samuda, o primeiro judeu a ser eleito, em Londres, em 1727, *Fellow of the Royal Society*, sendo hoje considerado um grande médico «inglês» nos artigos que dele falam?

Não podemos esquecer, claro, Ribeiro Sanches (1699–1783), que teve de fugir do reino, indo exercer na Rússia como médico do czar, recebendo as mais elevadas honras científicas em São Petersburgo e em Paris, acabando mesmo a colaborar na famosa *Enciclopédia* de Diderot com artigos sobre venereologia...

Por fim, temos Luís António Verney, que fez um tão lúcido diagnóstico do estado da ciência e do ensino em Portugal (onde se incluía o ensino da medicina) e que acabou exilado em Roma... Verney não era cristão-novo, mas a repressão não se restringia a eles. Aliás, Verney até era clérigo, formado em Teologia pela Universidade de Évora e doutor em Teologia e Jurisprudência pela Universidade de Roma.

E tal como estes, tantos outros. Tantos outros que, apesar das limitações da sua medicina, apesar da fraqueza dos seus conhecimentos, apesar dos entraves ideológicos, doutrinários e inquisitoriais a que estavam submetidos, davam muitas vezes o melhor de si em duríssimas circunstâncias. Hoje, é fácil rirmo-nos dos seus diagnósticos e terapias; mas esse riso não nos pode fazer esquecer as circunstâncias destes(as) profissionais que, as mais das vezes, à cabeceira dos seus doentes, faziam *das tripas... coração.*

Enfim, terminemos este livro regressando às palavras de Verney referentes ao estado da medicina em Portugal nos séculos XVII e XVIII. Depois disto, cremos que pouco mais haverá a dizer, que entre luzes e trevas acabamos:

> Este conhecimento anatómico é o que não se acha neste reino, e muito menos nessa universidade [de Coimbra] onde de anatomia não sabem senão o nome. Estes portugueses vivem persuadidos que o professor anatómico raríssimas vezes é bom prático, e com essa ideia leem só alguns termos, para usarem deles nas consultas (que o mesmo é dizer, para enganarem o mundo, dando a entender que sabem anatomia). Na universidade, ainda que haja uma cadeira de anatomia, não tem exercício, pois só duas vezes no ano fazem a tal anatomia em um carneiro [...]. Não sei se V. P.* poderá ler isto sem riso; eu estou-me rindo quando o escrevo. [...] Quanto ao

persuadir-se que os anatómicos são maus práticos, esta ideia é já mui velha nos galénicos, porque não sabem anatomia nem medicina. [...] Como há-de julgar que coisa é um aneurisma na aorta, na celíaca, nas artérias ilíacas, etc. se ignora a situação e a estrutura das partes? [...] Certo é que, sem esse conhecimento, poderá aplicar mil remédios, mas todos inutilmente. [...] Deslocou-se um osso do pé ou do braço? Não há cirurgião que saiba curar isso. [...] Nem pode suceder de outra sorte, porque se o cirurgião não sabe anatomia, como há-de sabê-la o outro que cura às apalpadelas? [...] Enfim, parece-me que neste reino necessita-se mais de cirurgia que da mesma medicina, não obstante ser esta tão má como se vê.

(*«O verdadeiro método de estudar» está redigido de forma epistolográfica, como se fossem pseudocartas enviadas pelo autor a um clérigo [V.P. é a abreviatura do tratamento de clérigos: Vossa Paternidade].)

Estes excertos são do capítulo intitulado «A Medicina». Para não alongar, apenas incluímos algumas citações esparsas. Tomamos a liberdade de aconselhar a leitura do capítulo em causa (bem como de todo o livro), que é brilhante na análise, isto é, no diagnóstico do estado da medicina em Portugal no período que aqui nos trouxe.

Que estas reflexões sejam ainda um alerta para a proliferação de tantos discursos anticientíficos que hoje — numa suposta era de conhecimento — por aí abundam e que tanta audiência têm tido. Afinal, a irracionalidade está sempre ao virar da esquina e com as funestas consequências que se sabem. Que o digam todos estes sábios que acabámos de referir. Como dizia o pintor espanhol Francisco Goya, em 1799, no título de um dos seus desenhos mais famosos:

O sono da razão produz monstros.

Não podíamos almejar melhor citação ao terminar este livro...

Bibliografia

AA.VV., *A Caravela e as Condições de Navegação na Época dos Descobrimentos*, Lisboa, Ministério da Educação, 1993.

AA.VV., *The Western Medical Tradition (800 b.C to AD 1800)*, Cambridge, Cambridge University Press, 2003.

ÁGUAS, Neves (apresentação e notas), *Roteiro da Primeira Viagem de Vasco da Gama*, Europa-América, 1987.

ALBUQUERQUE, Luís de (introdução, leitura e notas), *Jornal de Bordo e Relação da Viagem da Nau «Rainha» (Carreira da Índia — 1558)*, Lisboa, Ministério da Educação, 1991.

ALVES, Manuel Valente, *História da Medicina em Portugal*, Porto, Porto Editora, 2014.

ARNAUT, Salvador Dias, *A Arte de Comer em Portugal na Idade Média*, Lisboa, INCM, 1986.

BARBAUT, Jacques, *O Nascimento Através dos Tempos e dos Povos*, Terramar, 1991.

BARRADAS, Joaquim, *A Arte de Sangrar de Cirurgiões e Barbeiros*, Livros Horizonte, 1999.

BÉNIAC, Françoise, «O Medo da Lepra», em *As Doenças Têm História*, Terramar, 1991.

BRAGA, Isabel Mendes Drumond, *Do Pequeno Almoço à Ceia — Estudos de História da Alimentação*, Colares Editora, 2004.

CARDOSO, António, *As Caravelas dos Descobrimentos e os Mais Ilustres Caravelistas Portugueses*, Academia da Marinha, sem data.

CARVALHO, Sérgio Luís de, *Assistência e Medicina no Portugal Medieval*, Ministério da Educação, 1995.

CARVALHO, Silva, *Crónica do Hospital Real de Todos os Santos*, 1949.

CORREIA, Fernando, *Origem e Formação das Misericórdias Portuguesas*, ed. Henrique Torres, 1944.

DELORT, Robert, «Que a Peste Seja do Rato», em *As Doenças Têm História*, Terramar, 1991.

FERRÃO, José Mendes, *A Aventura das Plantas e os Descobrimentos Portugueses*, Chaves Ferreira Publicações, 2005.

FERRO, João Pedro, *Arqueologia dos Hábitos Alimentares*, Dom Quixote, 1996.

FONSECA, Quirino da, *A Caravela Portuguesa*, Ed. Ministério da Marinha, 1978.

GORDON, Richard, *The Alarming History of Medicine*, Nova Iorque, St. Martin's Griffin, 1993.

IMBAULT-HUART, Marie-José, «História do Cancro», em *As Doenças Têm História*, Terramar, 1991.

JACQUART, Danielle, «A Medicina Medieval Posta à Prova», em *As Doenças Têm História*, Terramar, 1991.

JUMA, Imitiaz, *As Plantas Medicinais Portuguesas no Tempo dos Descobrimentos*, 1992.

—, *A Medicina nos Descobrimentos*, ed. Roche, 1992.

LE GOFF, Jacques, «Palavras que Curam», em *As Doenças Têm História*, Terramar, 1991.

LEBIGRE, Arlette, «Sangrar e Purgar», em *As Doenças Têm História*, Terramar, 1991.

LEBRUN, François, «Os cirurgiões-barbeiros», em *As Doenças Têm História*, Terramar, 1991.

LIMA-REIS, José Pedro, *Algumas Notas para a História da Alimentação em Portugal*, Campo das Letras, 2008.

LOPES, António e FRUTUOSO, Eduardo, *A Vida a Bordo das Naus da Carreira da Índia*, online: http://nautarch.tamu.edu/shiplab/

MACEDO, Borges de, «Medicina, Cultura e o Mundo», em *Revista da Ordem dos Médicos*, Lisboa, dezembro de 1988.

MICHEAU, Françoise, «A Idade de Ouro da Medicina Árabe», em *As Doenças Têm História*, Terramar, 1991.

NÓVOA, Rita Luís Sampaio, *A Casa de São Lázaro de Lisboa — Contributos para Uma História das Atitudes face à Doença (sécs.* XIV–XV*)*, Lisboa FCSH Universidade Nova de Lisboa, 2010 (tese de mestrado online).

PAIVA, José Pedro (coord.), *Portugaliae Monumenta Misericordiarum*, Lisboa, União das Misericórdias Portuguesas, 2003.

PEREIRA, Onésimo Teotónio, «Sobre a revolução da experiência no Portugal do século XVI: Na pista do conceito de "Experiência a Madre das Cousas"», em *Actas do Quinto Congresso da Associação Internacional de Lusitanistas*, Oxford-Coimbra, 1998, pp. 1617–1625 (disponível online).

PINTO, Luís Leite, *História do Abastecimento de Água a Lisboa*, Lisboa, Imprensa Nacional Casa da Moeda, 1972.

RAMOS, Rute Isabel Guerreiro, *O Hospital de Todos os Santos, História, Memória e Património Arquivístico (sécs.* XVI–XVIII*)*, Évora, Universidade de Évora, 2015 (tese de doutoramento online).

ROQUE, Mário Costa, *As Pestes Medievais europeias e o «Regimento Proueytoso contra ha Pestenença»*, Fundação C. Gulbenkian, 1979.

SÁ, Isabel Guimarães, «As Misericórdias», em *História da Expansão Portuguesa*, (dir. Francisco Bethencourt e Kirti Chaudhuri), Lisboa, Ed. Círculo de Leitores, 1998, volume II.

SANTOS, Maria José Azevedo, *Jantar e Cear na Corte de D. João III*, 2002.

SAUNIER, Annie, «A Vida Quotidiana dos Hospitais na Idade Média», em *As Doenças Têm História*, Terramar, 1991.

SERRÃO, Joaquim Veríssimo, *A Misericórdia de Lisboa: Quinhentos Anos de História*, Lisboa, Livros Horizonte, 1998.

SILVA, Martins, «Anotações sobre a História do Ensino da Medicina em Lisboa, desde a Criação Da Universidade Portuguesa até 1911», *Revista da Faculdade de Medicina de Lisboa*, 2002; Série III; 7 (6): 305–314.

SILVEIRA, Cristina e SILVEIRA, Carlos, *As Boticas Nas Naus de Quinhentos*, 1983.

SOUSA, Germano de, *História da Medicina Portuguesa durante a Expansão*, Temas e Debates, 2013.

VIGARELLO, Georges, *O Limpo e o Sujo — A Higiene do Corpo desde a Idade Média,* Ed. Fragmentos, 1988.